望京醫鏡

安阿玥

肛肠病安氏疗法要旨

王春晖 / 主编

安阿玥 / 主审

北京科学技术出版社

图书在版编目（CIP）数据

肛肠病安氏疗法要旨／王春晖主编. -- 北京：北京科学技术出版社，2025. -- ISBN 978-7-5714-4416-7

Ⅰ. R266

中国国家版本馆 CIP 数据核字第 2025PV5704 号

策划编辑：张露遥
责任编辑：张露遥
责任印制：李　茗
封面设计：米　乐
版式设计：美宸佳印
出 版 人：曾庆宇
出版发行：北京科学技术出版社
社　　址：北京西直门南大街 16 号
邮政编码：100035
电　　话：0086 - 10 - 66135495（总编室）　　0086 - 10 - 66113227（发行部）
网　　址：www. bkydw. cn
印　　刷：北京中科印刷有限公司
开　　本：850 mm×1168 mm　　1/32
字　　数：132 千字
印　　张：6
版　　次：2025 年 9 月第 1 版
印　　次：2025 年 9 月第 1 次印刷
ISBN 978 - 7 - 5714 - 4416 - 7

定　　价：69. 00 元

望京醫鏡

编写委员会

指导委员会 （按姓氏笔画排序）

朱云龙　　刘祖发　　安阿玥　　杨国华　　肖和印　　吴林生

邱模炎　　张　宁　　张世民　　张兴平　　陈　枫　　周　卫

胡荫奇　　夏玉清　　徐凌云　　高　峰　　程　玲　　温建民

魏　玮

组织委员会 （按姓氏笔画排序）

丁品胜　　于　杰　　于忱忱　　王　敏　　王朝鲁　　叶琰龙

朱雨萌　　朱钟锐　　刘光宇　　刘劲松　　刘桐辉　　孙　婧

张　茗　　张兆杰　　金秀均　　郎森艳　　徐一鸣　　焦　强

魏　戌

工作委员会 （按姓氏笔画排序）

王　浩　　王宏莉　　王尚全　　王春晖　　王德龙　　冯敏山

朱光宇　　刘　涛　　刘世巍　　刘惠梅　　刘燊忔　　张　平

张　然　　张　磊　　范　肃　　秦伟凯　　栾　洁　　高　坤

郭　凯　　梁春玲　　蒋科卫　　谭展飞　　潘珺俊

《肛肠病安氏疗法要旨》
编 者 名 单

主　审

安阿玥

主　编

王春晖

副主编

白志勇　王　茜　冯月宁　冯大勇　向晶晶

黄 序

中医药学包含着中华民族几千年的健康养生理念及其实践经验，是中华文明的瑰宝，凝聚着中国人民和中华民族的博大智慧，是中华民族的伟大创造。作为世界传统医药的杰出代表和重要组成部分，自古以来，中医药以其在疾病预防、治疗、康复等方面的独特优势，始终向世界传递着中华民族的生命智慧和哲学思想，为推动人类医药卫生文明作出了巨大贡献。党中央、国务院历来高度重视中医药工作，党的十八大以来，中医药传承发展进入新时代，中医药高质量发展跑出"加速度"。每一个中医药发展的高峰，都是各时期中医药人才在传承创新中铸就的，历代名医大家的学术经验是中医药学留给我们的宝贵财富，应当"继承好、发展好、利用好"。

中国中医科学院望京医院（简称"望京医院"）历经四十余年的传承发展和文化积淀，学术繁荣、名医荟萃，尤其是以尚天裕、孟和为代表的中医骨伤名家曾汇聚于此，留下了许多宝贵的临证经验、学术思想、特色疗法。为贯彻落实党中央、国务院有关中医药传承创新发展的战略部署，望京医院以"高水平中医医院建设项目"为契机，设立"名老医药专家学术经验传承"专项，成立丛书编写委员会，编撰"望京医镜"系列丛书。本套丛书旨在追本溯源、立根铸魂，挖掘整理名医名家经验，探寻中医名家传承谱系及其学术发展脉络，促进传承经验的多途径转化。丛书记录了诸多鲜活的医论、医案、医方，是望京医院中医名家毕生心血经验之凝结，且对中医药在现代医学体系中的价值进行了深入探讨和崭新诠释，推动了中医理论发展，是兼具传承性、创新性、实用性和系统性的守正创新之作，可以惠及后辈、启迪后学。

医镜者，"晓然于辨证用药，真昭彻如镜"，希望"望京医镜"丛书能让广大中医药工作者读后有"昭彻如镜"之感。相信本套丛书的出版能使诸多中医名家的经验成果、思想精髓释放出穿透岁月、历久弥新的光彩，为促进中医药学术思想和临床经验的传承，加快推动中医药事业传承创新发展、共筑健康中国贡献智慧和力量。

中国工程院院士
中国中医科学院院长

2024 年 10 月

朱 序

　　中医药学是中华文化智慧的结晶，在几千年与疾病的斗争中不断发展壮大，成为维护人类健康的重要力量。中医药的整体观念与辨证施治的思维模式具有丰厚的中国文化底蕴，体现了自然科学与社会科学、人文科学的高度融合和统一，这正是中医药顽强生命力之所在，也是中医药发挥神奇功效的关键。其实践历经数千年而不衰，并能世代传承不断发展，与经得起检验的良好临床疗效密不可分。

　　《"健康中国 2030"规划纲要》明确提出要"充分发挥中医药独特优势"，弘扬当代名老中医药专家的学术思想和临床诊疗经验，推进中医药文化传承与发展。"望京医镜"系列丛书的编写正是我院推进中医药传承与创新的一项重要举措。

　　本套丛书的编写得到了中国中医科学院及望京医院各级领导的大力支持，涵盖骨与关节退行性疾病、风湿病、老年病、心血管病、肾病等专科专病，将我院全国名老中医、首都名中医等专家的临证经验、学术思想、用药经验、特色疗法等进行了挖掘与整理，旨在"守正创新、传承精华"，拓展中高级中医药专业技术人员的专业知识和技能，提升专业水平能力，更好地满足中医药事业传承发展需求和人民健康需要。

本套丛书不仅是对临床经验的系统梳理与总结，更是对中医药在现代医学体系中的价值进行的深入诠释与再认识。这些积累与研究，旨在推动中医药在专科专病方面取得更大的进展，并为现代医学提供更加广泛和深刻的补充与支持。

希望本套丛书能为中医药学术界提供启发，成为从事科学研究和临床工作的中医专业人员的有益参考，同时为患者带来更加有效的治疗方案，贡献中医药的智慧与力量。

中国工程院院士 朱兆云

2024 年 9 月

孙 序

中医药学是中国古代科学的瑰宝，也是打开中华文明宝库的钥匙。习近平总书记号召我们中医药工作者要"把中医药这一祖先留给我们的宝贵财富继承好、发展好、利用好，在建设健康中国、实现中国梦的伟大征程中谱写新的篇章"。

中国中医科学院望京医院成立于 1997 年，秉承"博爱、敬业、继承、创新"的院训精神，不断发展，目前已经成为一所以中医骨伤科为重点，中医药特色与优势显著，传统与现代诊疗技术相结合的三级甲等中医医院。历任领导非常重视对名医学术思想的挖掘与传承工作。本次由望京医院组织编写的"望京医镜"系列丛书，就是对建院以来诸多名医名师临证经验和典型医案的全面总结。

本套丛书覆盖了中医临床多个学科，从临床案例到理论创新，都作了较为详尽的论述，图文并茂，内容丰富，在注重理论阐述的同时，也强调了临床实践的重要性；同时深入剖析了名医们的医术精髓，揭示其背后的科学原理与人文关怀。本套丛书汇聚了众多中医领域的权威专家学者参与编写，他们不仅学术造诣深厚，更在临床实践中积累了丰富的经验。正是由于这些专家的鼎力支持，本套丛书才既具有学术权威性，又贴近临床实际，具有很高的实用价值。

相信本套丛书的出版与发行必将对中医学科的传承发展大有裨益，愿为之序。

全国名中医
中国中医科学院首席研究员

2024 年 10 月

20 世纪 70 年代末，百废待兴、百业待举，为推广中西医结合治疗骨伤科疾病的临床经验，在周恩来总理、李先念副总理等老一辈党和国家领导人的关怀下，成立了中西医结合治疗骨关节损伤学习班，集结了冯天有、尚天裕等一批杰出的医学大家，随后成立了中国中医研究院骨伤科研究所（简称"骨研所"），全国中西医骨伤名家齐聚，开辟了以爱兴院、泽被苍生、薪火相传的新篇章。凡此种种，都发生在北京东直门海运仓的一座小楼内；但与这座小楼相距不过十余里的一片村落与田地中，有一所中医院校与一所附属医院也在冒芽待生。

当时，"望京"还是一片村落，并不是远近闻名的"北京发展最快区域""首都第二 CBD"，其中最核心的区域"花家地"还是一片农田，其命名来源是"花椒地"还是"苇家地"都已难以考证；但无论是"花家地"还是"花椒地"，地上种的究竟是不是花椒已不重要，人们对于这片土地的热爱与依赖，成为了这片土地能够留下名字的重要原因。20 世纪 80 年代后期，花家地的"身份"迎来了 360 度转变，并在 20 世纪 90 年代一跃成为当时北京人口最密集、规模最大的居民区，唯一的现代化社区，曾被冠名为"亚洲最大的住宅社区"。其飞速发展和惊人变化，用"日新月异"来形容都略显寡淡。那田地中的院校，也从北京针灸学院更名为了北京针灸骨伤学院，成为了面向国内外培养中医针灸和骨伤科高级人才的基地；那田地中的医院，也建起了宏伟的大楼，满足着望京众多百姓的就医需求。1997 年，中国中医研究院骨伤科研究所、北京针灸骨伤学院骨伤系、北京针灸骨伤学院附属医院合并，正式成立中国中医研究院望京医院，后更名为中国中医科学院望京医院。

时至今日，骨研所、骨伤系、附属医院的脉络赓续相传，凝聚成望京医院发展壮大的精神血脉，凝聚在"博爱、敬业、继承、创新"的院训精神中，更希望可以凝聚在一套可以流传多年、受益后人的文字之中，所以我们组织全院之力编纂了这套丛书，希望可以凝练出众多前辈的学术思想、医德仁术，为后生所用、造福患者。这套丛书汇集了尚天裕、孟和、蒋位庄、朱云龙、孙树椿等老一辈名医的经验，收录了朱立国、刘祖发、安阿玥、李浩、杨国华、肖和印、吴林生、邱模炎、张宁、陈枫、周卫、赵勇、胡荫奇、夏玉清、徐凌云、高峰、曹炜、程玲、温建民、魏玮等中生代名医的经验。丛书名为

"望京医镜"，医镜者，医者之镜也。我们希望通过著书立说，立旗设镜，映照出名老医药专家的专长疗法、学术思想、人生体悟，启示后人，留下时代画卷中望京医院传承脉络浓墨重彩的一笔，成为医学新生代可学可照之明镜，将"继承好、发展好、利用好"中医药传承创新落到实处。

丛书编写委员会

2024 年 10 月

　　安氏疗法是我学习、总结前人成功与失败的经验，并结合自身临床工作的体会，本着"功成不必在我，功成必定有我"的理念，所创建的肛肠病系列疗法。该疗法于 20 世纪 80 年代末基本成型，目前在临床上广泛应用，深受广大患者和肛肠界同人的认可。安氏疗法是针对各类肛肠疾病的综合治疗体系，不仅包含多样化的手术技巧与方法，还涵盖围手术期及非手术治疗的辨病辨证思路与用药方案。1994 年，时任全国人民代表大会常务委员会副委员长的医学泰斗吴阶平教授在了解我的肛肠病治疗方法并现场观摩手术后，认为该疗法具有鲜明特色和显著优势，是肛肠界的一大创新，并将这一系列治疗方法冠以我的姓氏，"安氏疗法"由此得名。

　　本书由我的学生们共同整理编写而成，旨在对安氏疗法进行全面的归纳和总结，共分为六章。第一章介绍的是我的学术思想体系。第二章详细讲解了手术的操作要点与技巧。为了使读者能够更直观地理解和掌握安氏疗法手术的特点，第三、第四章通过答疑和手术示例的方式，对手术过程和后续治疗进行了详细的解说和展示，尤其是手术示例部分，所有图片均为我本人亲自操作手术的实拍，并由我本人指导拍摄和整理，非常具有代表性，这些图像资料不仅丰富了全书内容，使其更加翔实，也有助于读者更加准确地理解安氏疗法手术的精髓。第五、第六章分别为我的临证经验总结与典型医案，也是安氏疗法的重要组成部分，内容以常见的功能性便秘、肠易激综合征等肛肠内科疾病为主，同时还包括促进术后创口愈合及保守治疗肛肠疾病的口服与外用方药。

本书系统阐述了安氏疗法的理论体系与临床应用，全面涵盖手术要点、操作技巧及典型病例分析，旨在为肛肠专科医师提供实用参考。书中内容凝聚作者团队多年临床心得，既有传统中医外治精髓，又融合现代手术创新。我们诚挚期待各位同道在临床实践中验证、完善本疗法，并不吝赐教，共同促进肛肠诊疗技术发展。

本书在编写过程中，得到了中国中医科学院望京医院领导和北京科学技术出版社的大力支持和帮助，在此一并致谢。

安阿玥

2025 年 6 月

目 录

第一章 安阿玥教授学术思想体系

一、医家小传

安阿玥（图1-1），北京人，自幼随父亲听师长前辈们讲述历史文化、中医传承及京城四大名医的精湛医术和高尚医德。在耳濡目染之下，安阿玥从小便对中华传统文化产生了浓厚的兴趣。其父常言："欲明医道，先通文道。"这一理念深深影响了安阿玥，促使其日后打下了坚实的文化基础，并在中医学术研究中将各家学说融会贯通。

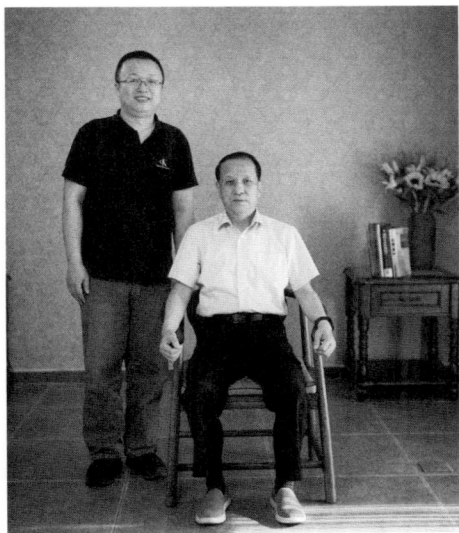

图1-1 安珂玥（右）与王春晖（左）

在普通外科、肛肠外科工作时，为了当好一名合格的医生，他先后师从肛肠名师周济民、史兆岐，外科著名教授陈宝兴，麻醉科专家朱益宣，中医内科名家薛伯寿等。每位老师都有其独特的学术思想和临床经验，安阿玥如饥似渴地汲取着这些宝贵的知识，数十年来从不间断。经过多年的学习与积累，安阿玥开始了自己的临床实践之路。他深知"纸上得来终觉浅，绝知此事要躬行"的道理，因此在临床实践中倾注了大量心血。为了从中医药宝藏中寻找灵感，他翻遍中医肛肠疾病专著；骑自行车绕半个北京城去北京医学院（现北京大学医学部）学尸体解剖，蹲点换药手术并反复观察。没有资金来源，他就自掏腰包，买实验动物，买药材熬中药；没有器械，他就自己在家做，锅碗瓢盆都用上了；没有助手，他就一个人做实验、写记录，为了试验药品毒性，他硬是自己喝下去亲身感受。经过 10 多年的潜心钻研，32 岁的安阿玥率先提出了收敛化瘀的新理论，并以 3 味中药赤芍、五倍子、乌梅为主要组方，提纯后制成芍倍注射液。1991 年，安阿玥带着芍倍注射液远赴比利时参加第四十届布鲁塞尔尤里卡世界发明博览会，一举获得"社会事务部奖"、个人研究最高奖"军官勋章"、项目"金牌奖"三项大奖，这在当时是我国医学领域历届参展中获得的最高奖，并作为中国医生首次在比利时布鲁塞尔自由大学医学院进行手术示范。

同时，他还创新出一系列肛肠病手术方法，如"主灶切开、对口引流术治疗肛周脓肿""低位切开、高位乳胶管引流术治疗高位复杂性肛瘘""纵切横扩瘢痕松解芍倍注射封闭术治疗肛门直肠狭窄"等。这一系列的方法彻底解决了传统肛肠病治疗方法存在的诸多问题，大幅缓解了患者疼痛，缩短了病程，降低了术后并发症及后遗症的发生率。这一系列方法也被医学泰斗、全国人民代表大会常务委员会原副委员长吴阶平命名为"安氏疗法"。

如今，行医 50 余载，安阿玥学识益精，经验益富，对肛肠病的研究有独到见解，临床疗效显著，受到患者、同行、领导的一致赞誉。他自 1993 年开始享受国务院政府特殊津贴；2005 年至今担任中央保健委员会会诊专家，曾数次获中央保健委员会先进个人称号；2008 年起连续担任第十一届、第十二届、第十三届全国政协委员，同时任第四批、第五批、第六批、第七批全国老中医药专家学术经验继承工作指导老师。他还是全国名老中医药专家传承工作室建设项目专家；中国中医科学院首席研究员；中国中医科学院科技创新工程——重大攻关项目"肛肠病学"负责人。他先后创建并担任中国医师协会肛肠医师分会主任委员、中华预防医学会肛肠病预防与控制专业委员会主任委员、中国民族卫生协会肛肠病安氏疗法专业委员会主任委员。

一系列的殊荣，更加激励安阿玥。虽已年入古稀，他仍勤诊不怠，带教后学，在肛肠领域努力耕耘，默默发光发热。

二、安阿玥教授学术思想总结

安阿玥学术思想精华可总结为：以精准诊疗为核心的临床导向，以诚信严谨为主体的治学路向，以中西结合为主题的科研定向，以继承创新为主旨的学术方向。

（一）广闻博见，创肛肠病新疗法

作为一名临床医生，要术有专攻，且"专"要建立在通晓"全"的基础上。因为临床各科间密不可分，应相互促进、相互协调。安阿玥教授在 50 余年的临床工作中，有近 10 年在大外科工作，1976 年他又加入唐山大地震医疗队和大寨医疗队，因此对各类外科疾病的诊治均能够熟练掌握，而这些经验也为他以后在肛肠领域所取得的成就打下了坚实的基础。安阿玥教授说"读万卷书，行万里路"，就是要求传承人不仅要有扎实的理论基础，更要有丰富的临床实践，在理论和实践相结合的基础上才能有所创新。通过不断探索和钻研，至 20 世纪 90 年代初，安阿玥教授在肛肠疾病的治疗上逐渐形成了自身的独到见解，并据此提出了具有鲜明特色的系列治疗方法——安氏疗法，安氏疗法不仅有手术方法的创新，还包括理论和药物的创新。

1. 收敛化瘀法（芍倍注射液注射法）治疗内痔

传统疗法存在的问题：既往内痔注射治疗主要包括坏死枯脱法（坏死剂注射）和硬化萎缩法（硬化剂注射）两种，可引起创面溃疡、感染并继发大出血、黏膜硬结和瘢痕性狭窄、排便困难等并发症和后遗症。

安氏疗法的创新和优势：根据中医学历代经典和近现代国内外主流观点，提出收敛化瘀的内痔治则，并据此研制出纯中药制剂"芍倍注射液"。该药为软化萎缩剂，不引起感染、坏死出血、硬结和肛门直肠狭窄。创新并规范内痔注射方法——安痔注射术，概括为"见痔进针，先小后大，退针给药，饱满为度"十六字原则，使注射方法大大简化，易于掌握和操作。

2. 安氏改良外剥内扎术加收敛化瘀法治疗混合痔

传统疗法存在的问题：对于混合痔的治疗常伴随肛管皮肤和黏膜缺损、继发肛裂、肛管直肠狭窄、痔残留等并发症和后遗症，其中尤以环状混合痔术后多见。

安氏疗法的创新和优势：分段剥离外痔，相连较大的内痔部分结扎，较小外痔切除的同时做减压口，剩余内痔、较小内痔及松弛直肠黏膜注射芍倍注射液。此方法较传统疗法创面减小、结扎点减少，且恢复时间缩短。保留皮桥和黏膜桥，避免了损伤引起的剧烈疼痛和瘢痕性狭窄，不需切断括约肌松解肛门，减小损伤。

3. 病理组织切除、内括约肌松解法治疗肛裂

传统疗法存在的问题：传统扩肛法、侧切术只解决了括约肌痉挛的问题，肛裂原发部位病理组织未清除；纵切横缝法吻

合处张力高，不易愈合，还可能造成肛管黏膜外翻；挂线法常引起较剧烈的疼痛。

安氏疗法的创新和优势：同时切除肛裂裂口和继发病变组织，松解括约肌痉挛部分，损伤轻，恢复快。

4. 主灶切开、对口引流法治疗复杂肛瘘及坐骨直肠窝脓肿和马蹄形肛周脓肿

传统疗法存在的问题：切开法和切除法损伤较重，创面大，愈合时间长，且可引起肛门变形、不完全性失禁等后遗症。

安氏疗法的创新和优势：主瘘管（脓肿原发部位）和支管（脓肿侵及部位）分别处理，患者痛苦少，创伤小、瘢痕轻、愈合快，肛门功能不受影响。

5. 非挂线疗法治疗高位肛周脓肿和肛瘘

传统疗法存在的问题：挂线法常可引起肛管持续的疼痛，并可造成肛门畸形和不完全性失禁；在直肠壁盲目造口，极易遗漏真正的感染源（即内口），易复发。

安氏疗法的创新和优势：在内口及瘘管定位方面，除根据局部解剖特点并结合临床经验定位外，还包括用双氧水灌注定位（瘘管通畅）和沿肛瘘坏死组织定位（瘘管不通）。其中用双氧水灌注定位法不染色，可保证术中视野清晰，灌注液穿透力强，易于通过瘘管，且产生气泡，易于观察。手术方法采用低位病灶切开、高位乳胶管引流，不引起肛门失禁和畸形，患

者疼痛轻微，且恢复快，不复发。

6. 近心端结扎、瘢痕固定、芍倍注射法治疗直肠脱垂

传统疗法存在的问题：剖腹悬吊固定或脱出段切除损伤大，容易发生感染、肠梗阻、排便困难、便秘等并发症和后遗症。硬化剂注射法不易掌握；肠黏膜下注射后容易导致瘢痕重和坏死出血；直肠周围间隙内注射可导致深部感染和脓肿。

安氏疗法的创新和优势：不开腹，损伤小，直视下操作，手术易于掌握。黏膜结扎形成瘢痕固定；直肠黏膜下芍倍注射液采用柱状及环状注射，由点到面，使粘连固定更充分，效果显著，且不会引起其他方法可能导致的诸多并发症和后遗症。

7. 纵切横扩瘢痕松解法、微创异物取出结合封闭术治疗瘢痕性肛门直肠狭窄

传统疗法存在的问题：挂线、单纯切开和扩肛法只是将瘢痕暂时性断离，断离部位可通过纤维性修复形成新的瘢痕，导致狭窄复发。

安氏疗法的优势和原理：芍倍注射液局部注射后，可引起组织发生可逆性非炎症性的蛋白凝固变性，并且原位无瘢痕性修复，可减轻甚至消除瘢痕。芍倍注射液具有抗炎、抗感染的作用，可抑制炎性反应进而抑制新瘢痕形成。

8. 肛管麻醉法

普通局麻法存在的问题：会产生明显刺痛和胀痛感，且肛管较长者肠腔暴露效果差。

安氏肛管麻醉法的优势：安阿玥教授根据数十年的临床工作经验，并结合肛门直肠局部解剖的特点、神经分布的支配而发明的，适用于行单纯内痔注射术、肛乳头瘤切除术或肛管较长的患者，不但可减轻患者疼痛，还可使括约肌松弛更充分，有利于手术操作。

9. 辨证施治和芍倍注射法治疗便秘

功能性便秘：立宣肺和血润肠通便、滋补肝肾润肠通便、疏肝健脾润肠通便、益气养血祛瘀通便四法，辨证施治，效果明显。

黏膜松弛引起的出口梗阻型便秘：注射芍倍注射液可萎缩松弛黏膜，解除梗阻。

10. 中药外洗和芍倍注射液封闭术治疗肛门瘙痒症

中药外洗治疗肛门瘙痒症：对于轻度肛门瘙痒症，肛门皮肤无明显增生、皲裂和色素脱失的患者，应用大剂量的益母草、苦参等清热燥湿中草药外洗。

芍倍注射液封闭术治疗肛门瘙痒症：针对中重度肛门瘙痒症，在中药外洗辅助减轻患者症状的情况下，根据病情的不同程度，采用不同浓度的芍倍注射液进行肛周皮下封闭术。术后杜绝局部接触刺激性物质，用药后肛周皮肤颜色恢复正常，达到根治的目的。

11. 中药内服外灌法治疗家族性腺瘤性息肉病

对于不接受或不耐受手术者，以扶正祛邪、清热解毒为治则，采用中药内服加灌肠法治疗，可消除脓血便等临床症状，使大部分息肉萎缩或脱落，控制病情发展，改善生存质量。

（二）治病求本，注意顾护正气

安阿玥教授在临床上以中西医结合方法治疗肛肠疾病，以精准诊疗为核心，突出个性化治疗方案。无论是以手术方式治疗混合痔、肛裂、肛周脓肿、肛瘘、直肠脱垂等外科范畴疾病，还是以中医辨证论治法则治疗便秘、腹泻、痞满、肛门神经症、肠易激综合征、腹痛、消化不良等内科范畴疾病，都十分注意对正气的顾护。

1. 祛病除疾与顾护正气、保护患者肛门直肠功能要统一

如何在彻底治疗疾病的同时，最大限度地保证患者肛门直肠功能的完好，做到祛邪不伤正，是安阿玥教授临床中特别注意的问题。例如治疗环状混合痔，安阿玥教授提出采取分段外剥内扎的术式治疗。他认为环状混合痔虽然看起来连成一体，痔核间界线不清，但实际上其主痔区仍在 3、7、11 点位置，只要处理好主痔区的痔核，其他位置适当减压处理即可；并在此原则上，进一步细化手术要点，提出针对"不同位置、不同大小、不同深浅、不同平面"的处理方法。"不同位置"是指主要痔核分布；"不同大小"指依痔核大小确定结扎点大小；"不同深浅"是根据患者肛门松紧程度而定；"不同平面"使结扎点位置错落有致，化直线为曲线，手术切口应为细长柳

叶状，以防止直肠狭窄，减少皮肤损伤，通畅引流。再比如治疗复杂肛周脓肿，不再像传统方法将所有感染部位全部切开，而是针对多数复杂肛周脓肿外口虽多，范围虽广，却多只有一个内口的特点，提出只需将与内口直接相通的主灶彻底切开，其他与主灶相通的感染部位适当扩创引流即可，安阿玥教授形象地将其称为"关总闸""源清流自洁"。

2. 强调扶正与祛邪的关系

《黄帝内经》云"天食人以气，地食人以味"，人同其他生物一样，生于自然，长于自然，死亡后再次回归于自然，人的活动可以对自然产生影响，但同时也受自然条件的约束和支配，中医学称之为"天人相应"。自然界之"正气"可以生人养人，自然界之"邪气"则令人患病，处于同一环境的人，感受相同的致病之气，却有人发病、有人不受影响。《黄帝内经》中"阴阳四时者，万物之终始也，死生之本也，逆之则灾害生，从之则苛疾不起""精神内守，病安从来"等，都强调了人体正气强弱是感受外邪后是否发病的重要条件。

安阿玥教授在治疗肛肠疾病时，非常重视祛邪与扶正的关系，他常用"消灭敌人是为了保护自己，只有保存自己，才能更有效地消灭敌人"来比喻祛邪与扶正的关系。比如在治疗慢性腹泻过程中，张景岳有"泄泻之本，无不由于脾胃"的论述，而"暴泻多实，久泻多虚"，安阿玥教授认为慢性腹泻多责之于脾胃虚弱。脾胃虚弱，不能受纳水谷和运化精微，水谷停滞，清浊不分，混杂而下，遂成泄泻，安阿玥教授在治疗上尤其注意顾护脾胃之气，多治以温补脾胃、涩肠止泻，脾胃运化正常，则泄泻自止。

高位肛瘘、肛周脓肿的患者因热毒之邪耗伤正气或病程日久暗耗气血，术后多出现伤口愈合缓慢、创面颜色晦暗等气血亏虚的表现。安阿玥教授在术后初期多应用顾步汤养阴清热、和血解毒，如脓血不脱，体虚不振，则应用补阳还五汤、透脓散等方药化裁，养血和血、益气生肌。"血虚则根散、气虚则疮顶陷"，这是安阿玥教授在肛周脓肿、肛瘘术后应用中药调护的一个原则。

3. 辨病辨证，审因论治

安阿玥教授在临床上治疗疾病强调从因而治，他说"不论是从中医角度，还是从西医角度，治疗疾病的关键是要找到病因，消除病因，达到治愈疾病的目的，尤其对于肛肠科，要充分发挥中西医结合的特色，抓住西医在诊断方面的优势、中医辨病辨证方面的优势治疗疾病"。

以便秘为例。"便秘是常见的临床疾病，但很多时候是由多种疾病引起的一组临床症状，隐藏于其后的病因往往相当复杂，且病程往往相对较短，更应仔细诊治，不可大意。"便秘的病因诊断主要应从以下方面着手。肠道病变：肿瘤、肠扭转、肠套叠、炎症、缺血性肠炎、直肠肛管出口梗阻、肛管直肠狭窄、直肠内套叠、直肠前凸等；肠道外病变：中枢神经病变、脊髓损伤、腹腔其他脏器占位性病变、内分泌代谢性疾病（如甲状腺功能减退、低钾血症、高钙血症、糖尿病）等。诊断方法：除病史、临床症状和局部体征外，结合西医诊疗方法是十分必要的。肠道内疾病主要应结合消化道内镜检查、消化道造影检查、排粪造影检查等方法确诊；肠道外疾病可采用腹部 CT 或磁共振检查，相关生化、内分泌激素测定等。检查结果如提示便秘由其他疾病引起，就应以治疗原发病为主。在明确无其他器质性病因的基础上，采用中医学辨证施治，遵循中医的诊疗方法和原则治疗便秘。

4. 在整体观的基础上重视三因制宜

整体观念是中医学的主要特点之一，其具体内容是注重人体的统一性、完整性及与外界的联系性，即人体自身是一个有机整体，并与外界环境存在对立统一的关系。人体自身的完整统一性，表现为人体是以五脏为中心，通过经络系统及气、血、精、津等精微物质联络支配六腑、奇恒之腑、形体官窍而形成有机整体。人与外界环境的统一性表现在人和自然界的统一性以及人和社会的密切关系。正如《素问·宝命全形论》曰："天覆地载，万物悉备，莫贵于人，人以天地之气生，四时之法成。"《灵枢·岁露论》曰："人与天地相参，与日月相应也。"安阿玥教授临证强调整体观念，并尤重三因制宜，强调因地、因时、因人制宜。

首先，因地制宜。例如，同样是肛周脓肿，我国东北、西北地区的患者临床表现同江南地区的患者存在明显区别。北方气候寒冷，其人多喜食肥甘厚味，患者多形体壮盛、肌腠致密，体质多偏湿热，肛周脓肿发生后，由于患者素体热盛，疾病发展快，患处红、肿、热、痛表现明显，同时由于患者肌腠致密，脓肿不易破溃，感染向周围蔓延，易形成高位脓肿；南方环境多温润，饮食相对清淡，患者肌腠疏松，脓肿形成后相对容易破溃，形成高位脓肿的概率比北方患者低。因此，在治疗上也不能一概而论，前者宜及时切开排脓，后者则可根据具体情况先予托里透脓之方药。

其次，因时制宜。疾病的发生常与外界环境的变化相关，如春天万物复苏，阳气生发，感染性疾病、过敏性疾病的发病率增高。对于肛肠疾病而言，肛周脓肿、肛瘘等感染性疾病及肛门瘙痒症等过敏性疾患的发生率较其他季节高一些。另外，人的生活应顺应自然界阴阳消长变化的规律，违背了这一规律则易导致疾病的发生，如《素问·四气调神大论》曰"冬三月，此谓闭藏，水冰地坼，无扰乎阳……冬气之应，养藏之道也"，该条文指出冬季不应扰动阳气，应以闭藏为主，但现代人冬季喜食火锅、麻辣烫等温热、辛辣食物，此类食物易扰动本应闭藏之阳气，阳热内动，导致冬季肛周脓肿、嵌顿痔、大便干燥、便血等疾病高发。因此，治疗时不仅应注重疾病本身，还需关注患者的饮食起居等生活习惯，要及时适应季节的变化。

最后，因人制宜。因人制宜指根据患者年龄、性别、体质、生活习惯等个体差异，而制订不同的治疗措施。安阿玥教授强调，对于老年患者的辨治，首先要考虑老年人的体质特点，既应遵循辨病辨证之常法、参考普通人群共性，又要兼顾其特殊性。如望诊时，需重点观察患者阴阳气血，通过面色、舌象来判断气血阴阳的盈虚通滞，通过眼神、动作来判断患者肝肾精血之盛衰；闻诊时，需通过声音之高亢低微判断气血之虚实，通过语言是否有序明心神之治乱；问诊时，因老年人记忆力、思维能力、语言表述能力均呈下降趋势，要详询其所苦，帮患者厘清思路，逐步深入探究病因，去伪存真。

在治疗上，安阿玥教授认为正虚邪恋、虚实夹杂、先天不足真元亏耗、后天渐弱生化乏源为老年患者的基本病理状态，所以临床施治过程中应遵循"祛邪不忘扶固正气，益先天而固根基，补后天以资生化，温阳益气勿刚燥，养血滋阴忌滞涩"等基本原则。

对老年患者而言，外感、痰湿等各类实邪均不宜采用峻剂猛攻之法。峻猛之剂祛邪虽速，但极易导致"杀敌一千，自损八百"，邪虽去而正亦衰，病邪旋退又起，甚至来势更猛。所以针对老年患者虚实夹杂、因虚致实的特点，采用攻伐适度、攻补兼施的方法较为稳妥，慢调缓治，令邪气渐消而正气渐长，润物无声。如确需用攻伐之剂，亦应峻剂缓投，中病即止，祛邪扶正，两法同施，防止邪去而正虚，致变证蜂起。例如，发散表邪须辅以温阳益气、养阴和营，理气行气须兼顾益气，破血活血须辅以养血。

安阿玥教授还强调重视脾肾。五脏之中，肾为先天之本、水火之脏，内寓元阴、元阳，为一身阴阳之根本，生机运转之源泉。治疗老年病，调补先天实为不可或缺之法，根基稳才可期枝繁叶茂。脾胃为后天之本，生气血、主运化。气血生可养脏腑官窍、四肢百骸，津液行可化水饮痰湿，统摄血液于脉内，防其离经为瘀。因此调补后天对老年患者气血亏虚、痰瘀交阻的病理特点尤其具有针对性。

老年患者多用补益药物。其中温阳益气类药物主要用于激发人体的功能，红参、鹿茸等虽气雄、力专、效捷，但易耗散阳气，升阳动火，虚已虚之阳，耗已衰之阴，非需生机复转之时要谨慎使用；而党参、太子参、黄芪、肉苁蓉等药性相对温和，较为适宜。滋阴养血类药物中，熟地黄、阿胶、龟甲、麦冬等药物味厚质润，填精益髓、滋阴养血作用明显，但因脾胃运化之力薄弱，用药滋腻易导致腹胀纳差、助湿生痰，所以常选用偏于平和灵动的药物，养血如当归、鸡血藤，滋阴如女贞子、石斛、玉竹等；如确需应用味厚质润之品，则须加入芳香、化湿药物，如茯苓、薏苡仁、砂仁、陈皮等，以防其碍脾胃运化、助湿生痰。

除药物治疗外，安阿玥教授对老年患者强调更多的是日常调护。概括起来说主要包括：寒温相宜，起居有常，以避外感、疫毒；调畅情志，劳逸有度，以畅气血、安心神；饮食均衡有节，以益脾胃而生气血；远房帏、节嗜欲，以保真元而养先天。

（三）返本求真，重视中医外治法

对于肛肠疾病的治疗，无论是保守治疗，还是手术后的恢复治疗，肛门局部外用药物都有其不可替代的优势。肛门局部用药具有起效迅速、作用直接的特点，安阿玥教授在多年的临床实践中，总结出了很多行之有效的经验方，在此做一归纳总结。

肛周湿疹是肛肠科较为常见的疾病，患者肛门剧烈瘙痒，缠绵难愈，易复发，日久肛周局部皮肤可见粗糙增厚、色素脱失、皲裂等一系列继发损害。西医治疗一般应用糖皮质激素、抗过敏药物局部外用，虽然起效快，作用明显，但是多数情况下停药后很快病情复发，甚至更严重。安阿玥教授治疗肛周湿疹以外用中药为主，辅以内服汤剂。对于病情顽固反复发作的患者，采用芍倍注射液于肛周局部注射，可迅速止痒，且远期疗效理想，很多患者的由湿疹导致的皮损亦随之消失。外用药物主要从清热燥湿、杀虫止痒立法，基本方组成：苦参60 g、益母草60 g、川椒15 g、石榴皮15 g、苍术15 g、生地黄10 g。方中苦参清热燥湿、杀虫止痒，《本草正义》谓"其燥尤烈能杀湿热所生之虫"，现代研究表明苦参具有抗炎、抗过敏、抗真菌的作用；益母草具有活血、利水清热的功效，同时具有抗血小板聚集、抗血栓、改善微循环、抗炎、抗菌等作用，这些功效既有利于去除肛周湿疹的诱因、阻断炎症过敏反应，又有利于改善局部血液循环以助皮损的修复；川椒具有除湿杀虫止痒的功效，是治疗湿疹、皮肤瘙痒的常用药物，其挥发油对11种皮肤癣菌和4种深部真菌均有一定的抑制和杀灭作用；石榴皮酸、涩，温，能杀虫敛疮，具有明显的减少渗出、抗菌的作用；苍术辛、苦，温，归脾、胃经，芳烈燥散，可升可降，走而不守，具有燥湿辟秽化浊的功效；生地黄具有滋阴清热的功效，将其与大队燥湿药物同用，有反佐之意，同时生地黄具有抗炎、抗敏作用，地黄水煎剂能抑制组胺引起的毛细血管通透性的增加。综观全方药物，既符合燥湿清热的原则，又可有效阻断肛周湿疹发生的诸多环节，如抗组胺、抑制渗出、抗菌、抗真菌等，方中苦参、益母草用量较大，这是安阿玥教授多年临床实践所得，用于临床，确有奇效，且未见不良反应。

（四）中西融合，强调病证结合

安阿玥教授重视病证结合，临床强调辨证与辨病互参。"证"是中医学所特有的概念，是疾病发生、发展过程中某一阶段在个体身上的本质体现，反映的是疾病阶段性、个体化的特征。随着病情的发展，"证"往往有所改变。例如，某一疾病在初始表现为实证，以邪盛为主；未积极治疗或久治不愈则可能演变为虚实夹杂、正虚邪恋；若继续发展则正气愈虚、病邪难祛，以虚证表现为主。上述疾病在不同发展阶段的"证"并不相同，但辨病时仍为同一种"病"。在实际的临床实践中，许多疾病的早期，因无任何症状而无证可辨，但组织的病理损害已经存在，此时也应该开始治疗，如肿瘤、糖尿病等。再如直肠炎和直肠癌都表现为里急后重，四诊合参所得到的"证"有可能相同或相近，但实际上所诊断的"病"却大相径庭，若仅局限于所辨相近之证而采用相似治法，则预后自有云泥之别。

因此，安阿玥教授认为，如果在临证之时只重辨证而忽略辨病，难免会出现一叶障目的情况，不能从本质上把握疾病，终将会影响疗效。虽然辨证论治是中医学的特色，但在中医临床实践过程中，应同样重视辨病，避免因忽视"病"而在治疗上有所偏颇。重视辨病与辨证结合，能充分发挥中西医两种体系诊疗疾病的优势。辨病可从整体掌握病情，明确病因、病理并有助于判断疾病的发展和预后；辨证则可针对个体差异和不同的病因、病机、病性及邪正盛衰进行阶段性的评估，以确定精准、具体的治则。

另外，安阿玥教授还注重辨证论治与专病专方相结合，充分利用辨病和辨证结合的优势互补。安阿玥教授总结归纳了部分专病专方，随证候变化加减化裁，用于临床颇有效验。如运用自拟的益气养血、祛瘀通络方治疗非特异性功能性肛门直肠神经疼痛，运用活血止痛方治疗术后创口周围红肿等。专方是通过对某一种疾病大量辨证论治而发现其规律和本质，经过总结和归纳，提炼出针对疾病本质的方药，是归纳了疾病的共性而设立的基本方。专方的运用固然简便，但临证又不能拘泥于专方，需注意个体差异及病情变化的具体情况，灵活化裁，方可达到提高临床疗效的目的。

（五）未病先防，既病防变，注重防治结合

"上工治未病"是中医学的一个重要理念。安阿玥教授在临床工作中非常注重肛肠病的预防和早期治疗，强调未病先防，既病防变，这种思想不仅体现在保守治疗中，更体现在手术治疗过程中。对于痔疮等肛肠疾病的治疗，安阿玥教授强调要养成良好的排便习惯，忌食辛辣食物、肥甘厚味，忌暴饮暴食，从而避免肛门直肠局部淋巴静脉回流不畅、充血水肿，"筋脉横解，肠澼为痔"；避免熬夜、过度劳累，抵抗力下降会导致肛腺感染，形成肛周脓肿、肛瘘等疾患。再比如痔疮早期便血多属于湿热下注或血热妄行，如治疗不及时可致气血两虚，所以应及早治疗，如药物无效，应行手术治疗。肛裂早期，肛管皮肤破损，不及时治疗，可继发外痔、肛乳头瘤，如感染可形成皮下瘘。肛瘘不及时治疗，反复发作，则单纯性肛瘘可发展为复杂性肛瘘，低位肛瘘加重成为高位肛瘘。因此，应防患于未然，做到饮食有节，劳逸有度，少酒少辣，才能减少肛门直肠疾病的发生；如已发生肛肠疾病，特别是肛周脓肿、肛瘘等，应及早治疗。

三、安阿玥教授学术经验传承与发展

中医学为中华民族的瑰宝，其传承和发展一直是学术界关注的焦点。在当代中医药学术发展中，名老中医扮演着至关重要的角色。他们不仅代表着当前中医学术和临床发展的最高水平，更是中医药学术传承与创新的典范。

作为一名中医学者，安阿玥教授深知"传承"二字的分量。他常说："一个人的能力有限，唯有培养更多的人才，才能让中医药这一宝贵的文化遗产永续传承。"基于这一理念，安阿玥教授在繁忙的临床和科研工作之余，始终坚持教学工作。

（一）构建安氏疗法传承体系

自 20 世纪 80 年代，安阿玥教授开始带教第一位医生以来，已经培养了一大批肛肠专科人才，这些人才现已成为肛肠病领域的优秀骨干力量。在 40 年的教学过程中，安阿玥教授逐渐建立起传承谱系明确、学术研究完整、创新模式完善、培训体系健全、有学术文化品牌的安氏疗法传承体系。

传承谱系：安阿玥教授为北京中医药大学、中国中医科学院博士研究生导师，通过学院教育培养专科人才；依托安阿玥全国名老中医药专家传承工作室、北京市中医药薪火传承"3＋3"工程安阿玥名医传承工作站、北京市薪火传承新"3＋3"工程安阿玥"三名传承工作室"项目，培养学术继承

人；依托学会交流及老中医学术经验交流、学习班，培养基层人才。安氏疗法传承谱系完整，"门人""传人""学人"名单完整准确，并形成了以安阿玥名老中医学术思想传承的脉络图（图1-2），建立了完善的传承制度。

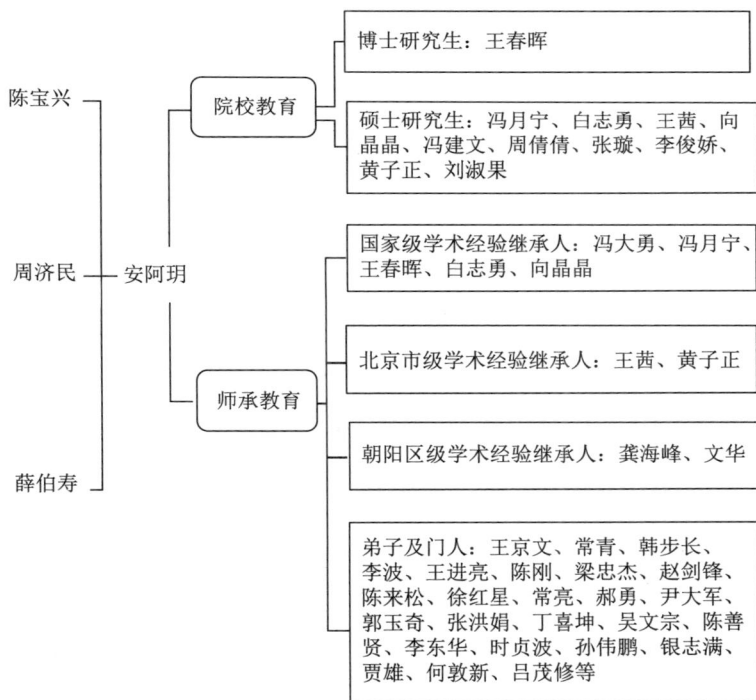

博士研究生：王春晖

硕士研究生：冯月宁、白志勇、王茜、向晶晶、冯建文、周倩倩、张璇、李俊娇、黄子正、刘淑果

院校教育

陈宝兴——

周济民——安阿玥

薛伯寿——

师承教育

国家级学术经验继承人：冯大勇、冯月宁、王春晖、白志勇、向晶晶

北京市级学术经验继承人：王茜、黄子正

朝阳区级学术经验继承人：龚海峰、文华

弟子及门人：王京文、常青、韩步长、李波、王进亮、陈刚、梁忠杰、赵剑锋、陈来松、徐红星、常亮、郝勇、尹大军、郭玉奇、张洪娟、丁喜坤、吴文宗、陈善贤、李东华、时贞波、孙伟鹏、银志满、贾雄、何敦新、吕茂修等

图1-2 安阿玥名老中医学术思想传承谱系

学术研究：传承人已总结安阿玥教授名医成才经验，2016年由中国医药科技出版社出版专著《安氏疗法入门导读》；完成安阿玥学术思想、临证经验和特色技法的总结，于2016—2018年由中国医药科技出版社出版专著《安阿玥临床经验集》

《肛肠疾病手术图谱》《肛肠疾病图谱》《肛肠疾病安氏解答》；完成并发表论文60余篇。

创新模式：安氏疗法在传承和发展的过程中，实现了跨界服务，吸纳了互联网人才，并与病理学、信息学、中药学等领域的专业人才协作，完成了相关基础研究和"互联网＋医疗"。融入了互联网思维，已建立集科研、教学、传承为一体的痔病中医药数据平台和肛肠病安氏疗法大数据管理平台，形成集教学视频、病案资料、学术思想总结、经验总结、手术视频等为一体的个体化专科教学平台。

培训体系：安氏疗法拥有系统的培训教材，安阿玥教授已编写并出版了9部传承特色明显的教材——《实用肛肠病学》《肛肠病学》《肛肠病诊疗图谱》《现代中医肛肠病学》《安氏疗法入门导读》《安阿玥临床经验集》《肛肠疾病手术图谱》《肛肠疾病图谱》《肛肠疾病安氏解答》。教材编写突出中医临床思维特色、注重临床实用、倡导案例式教学，符合中医药教育规律。核心教材拥有较强的分类特征。安阿玥教授组织完成差异性培训课程建设，针对不同层次、不同梯度人才，实施差异性教学。安氏疗法拥有骨干师资培训体系，培训教师为北京中医药大学教研室成员、骨干教师、优秀教师。培训课程已在全国性学术会议、北京中医药大学教学课目、国家级医学继续教育项目、国家中医药管理局推广项目等中广泛开展。

文化品牌：肛肠病"安氏疗法"已形成鲜明的学术品牌。

"安氏疗法"由全国人民代表大会常务委员会原副委员长吴阶平命名，得到中华人民共和国国家卫生健康委员会及国家中医药管理局认可。安阿玥教授作为榜样人物在《名医》《人民政协报》《中国中医药报》等杂志和报纸中刊出。

（二）确保安氏疗法传承发展持续性

安阿玥教授的治学和从医生涯艰难而又充满憧憬，探索的旅程漫长而又收获颇丰。从开始学医的那一刻起，"健康所系，性命相托"这句箴言就印在了安阿玥教授的脑海里。他对自己的医学生涯充满了热爱，对自己的临床工作充满了激情，几十年如一日，不断追古述今，知常达变，博学广闻，凝练升华，立言践行，开拓新论，创立新法，从而构建了安氏疗法的学术体系。

安阿玥教授在工作中一直要求将安氏疗法的科研、临床与教学结合起来，强调安氏疗法的科学性、创新性、可继承性。纵观他的治学历程，可以具体地刻画出几条鲜明的轨迹，而这些轨迹造就了安氏疗法如今的成就。

为保证安氏疗法传承发展的持续性，安阿玥教授特别强调"打好基本功"，重视临床实践，要求"师古不泥，推陈出新"，并将其作为传承人必学功课授之训之。

1. 打好基本功

打好基本功，首先，要做到贯通中西医基础知识，如西医的解剖学、生理学、病理学、内科学、外科学知识；同时还要学习中医的经典，如《黄帝内经》《伤寒杂病论》《医宗金鉴》等，初步掌握中医辨证论治纲要、理法方药的思想。其次，要做到术有专攻，由博返约，由全科到专科，针对肛肠科的特征，掌握常见疾病如混合痔、肛瘘、肛裂等的病因、临床表现、辅助检查和常用的手术名称、操作要点，学习诊疗思路，在通晓多科的基础上达到术有专攻。最后，要通过实践提高外科手术操作的熟练程度，相比于内科，外科对实践能力的要求更高。在正式进行手术前必须熟练掌握外科基本操作，像如何使用手术剪、止血钳，如何缝合、结扎、打结等，并反复练习。安阿玥教授说："我当时就是通过不断练习缝合旧衣服，才达到手术操作的熟练性的。"

在打好基本功的基础上，还要做到不断优化更新知识层次和结构。安阿玥教授在50余年的工作中，从未停下学习新知识的脚步。他说："现代社会，知识更新换代迅速，只有不断学习，才能了解行业最新的进展和动态，才能调整安氏疗法的发展方向。安氏疗法的内容并不是一成不变的，必须随着知识的不断补充使诊疗技术和科研水平得到长足的发展，与自然科学技术紧密结合，与时俱进。"安阿玥教授认为，医生的责任是用最简单的方法治好病，反之则是错误的重复，千万不能成为单纯的"手术匠"，一定要将新的知识结构融入对手术的思考中。

安氏疗法的传人们在安阿玥教授的带领下做到了"终身

求学"，而不是"一次求学"，并在扎实基础上不断优化更新。

2. 重视临床实践，做到活学活用

安阿玥教授常说："医生离不开患者，理论离不开实践，研究离不开临床，一定要把临床实践工作放在重中之重。从实践中完善理论知识，从患者身上不断学习新知识；一旦脱离临床，犹如纸上谈兵，毫无意义。"历史上许多伟大的医学家成才的要素之一就是扎根临床之中，否则难以有新理论、新技术、新方法的产生，这就是"纸上得来终觉浅，绝知此事要躬行"。

加强理论知识学习，继承名老中医经验，可以丰富阅历，启迪临床思路，然而单纯的理论知识对于临床医生来说远远不够，必须锻炼医生独立思考和勇于实践的能力，在实践中养成理性思维与研究的学风，从实践中把握规律，总结经验，不断提高自己的诊疗水平。安阿玥教授极其重视临床实践，要求传承人多接诊患者，多动手换药，以实践提高理论学习的效率。除了要重视临床实践工作，还要在实践中做到随机应变，活学活用。

以安阿玥教授在创新肛裂手术方式时曾遇到的问题为例。早在 20 世纪 80 年代初，安阿玥教授就已研制出了专利产品——芍倍注射液。该注射液治疗肛裂，起到了缓解痉挛、消炎和促进创口愈合的作用，注射后可缩短病程，减少手术并发症。但由于缺乏将其开发成新药的资金，他只好将这一好产品

"束之高阁"。没有资金开发新药并不意味着不解决问题，没有药物，就想办法改进手术。他说："我的目标就是要改变'手术就要痛苦'的现状。"以往的术式常出现侧切口和肛裂口两个创口，为什么不能合二为一？裂口内松解括约肌不仅直观，提高了操作的准确性，而且还可以减少一个创口。为此，他设计出"原位肛裂切除加内括约肌松解治疗肛裂"的新术式。这种术式将切除哨兵痔、结扎肛乳头、去除裂口瘢痕、切断由于痉挛而增生的内括约肌下缘、松解肛管，一次性在一个切口完成，大大减轻了患者术后的痛苦。这种方法解决了困扰肛肠界的诸多难题，减轻了许多患者的手术之痛。

丰富的医疗实践可以积累经验，拓宽思路，而临床的随机应变也会为创新新技术打开一扇窗户。"医生绝不是个急功近利的职业，天分再高也得在实践中慢慢磨炼，积累经验，做好打持久战的准备，做好随机应变的准备。"

3. 师古不泥，推陈出新

"师古不泥，推陈出新"是安阿玥教授治学方法中的又一突出特点。"通旧学，融新知"是对他继承和创新工作做出的最合适的评价。他反对"斤斤以附旧为务"的因循守旧做法，认为中西医有各自适用的范围，应互相取长补短。基于这种治学思想，他在实践和理论上敢于革新，多有发明。尤其对于痔疮，他基于病因和发病机制，结合自己的心得体会和临床经验总结，做出了"痔疮并不是病理组织，而是人体的正常组织增生"的阐述，形成了颇具特色并有重要实践意义的理论；并在理论的指导下创新了痔的治疗原则和治疗方法，发明了软化萎缩内痔的注射针剂，在内痔的治疗上突破了千年陈规，顺应了现代社会的发展潮流，将国内痔疮的治疗水平提升到一个崭新的高度。

唯创新才能超越古人的成就而有所突破，唯创新才能促进科学的发展。安氏疗法要发展，离不开继承与创新。安氏疗法的继承、发展与创新必须是全方位的，这是安氏疗法自身生存、长久发展的道路。

人生短暂，想要在漫长的历史长河中留下一些痕迹，谈何容易！这除了要有天生的聪慧、过人的勇气外，还要有勇于奉献的精神，有能耐受无尽的艰苦、熬得住寂寞的品质。安阿玥教授身上无疑具备这些品质。行医 50 年来，他正是靠着自己那份内在的悟性和韧性，在当今肛肠医学的发展中产生深远的影响。一位中医肛肠科专家，为何能对当今国内乃至世界的肛肠病诊治水平产生深刻而久远的影响？正是安阿玥教授全身心投入的敬业精神，雷厉风行而又务实的工作作风，想别人不敢想、做别人不敢做的过人胆识成就了这个。任何一位安氏疗法的传承人都能如数家珍地讲出安阿玥教授成功的诀窍，并将其作为自己学习的榜样。

无论是做临床、搞研究还是做学问，安阿玥教授的治学精神和治学方法都是成功的，现在，"安氏疗法"四个字代表的不仅是一种全新而成熟的肛肠病治疗体系，更是一种精神，一种严谨、执着、求实、创新的安氏精神！

第二章　安氏疗法手术要点注释

一、痔

痔的发生主要与久蹲、久坐、过食辛辣等不良生活习惯以及便秘、妊娠有关。痔依据发病部位可分为内痔、外痔和混合痔。内痔是指齿状线以上，直肠末端黏膜下静脉扩张而充血肥大所形成的病理性团块；外痔是指齿线以下肛管处的肿块或赘生物，根据不同病因又可分为结缔组织性痔、炎性痔、静脉曲张性痔和血栓性痔；相同点位内痔、外痔相互融合而累及齿线上下者，称为混合痔。无症状的痔一般无须治疗，反复发作且经保守治疗效果不佳者应考虑手术治疗。

（一）内痔

内痔以出血、脱垂、嵌顿、肿痛为主要症状。持续出血可引起贫血，临床上需积极治疗。内痔脱出肛外后如不能还纳，称为嵌顿，内痔嵌顿后会出现水肿，并多有内部血栓形成，还可伴有痔黏膜糜烂或坏死出血。嵌顿痔可引起较剧烈的疼痛，常使患者坐卧难安，重者大便困难、小便不利。嵌顿痔一般疼痛剧烈，无手术禁忌者可行急诊手术治疗。

1. Ⅰ、Ⅱ、Ⅲ期内痔

(1) 安痔注射术

手术方法：使用药物浓度为 1∶1 的芍倍注射液（1 单位芍倍注射液加 1 单位 0.5% 利多卡因）。麻醉后消毒肠腔，使用喇叭形肛门镜充分暴露痔核，按先小后大的顺序从体积最小的痔核开始注射，在痔核中心最隆起处与直肠纵轴成 45°斜刺进针。Ⅰ、Ⅱ、Ⅲ期内痔进针深度分别为 5 mm、7 mm、10 mm，进针后尝试注射药物，如黏膜呈现均匀隆起，则说明进针位置适当。进针后，边退针边给药，注射药量分别为 Ⅰ 期内痔 1.5 ml、Ⅱ 期内痔 3 ml、Ⅲ 期内痔 4.5 ml，注射后以痔核体积明显增大、黏膜颜色呈淡粉色为度。以截石位 3、7、11 点母痔区为准对残留痔继续注射，每处剂量 0.5~1 ml，至肠腔清晰可见。

操作要点：安痔注射术是注射芍倍注射液的唯一标准方法，可概括为"十六字原则"——见痔进针，先小后大，退针给药，饱满为度。在注射部位上"见痔进针"，肛门镜下见到痔后，向其隆起中心区域注药；在注射顺序上"先小后大"，注射时先选择较小的痔核，再选择较大的，逐个注射，防止遗漏；在给药方法上"退针给药"，刺入痔核后，若注射的痔核黏膜立刻均匀隆起，则位置适中，此时边推药边退针，防止药物进入肌层；在注射药量上，以"饱满为度"，每处痔核注射完毕后须有光亮饱满的感觉，呈淡粉色，痔核小注射药量少，痔核大则药量随之增加。

对于内痔的注射治疗，安氏疗法的优势不仅体现在注射方法创新上，还体现在理论创新和药物创新上。中国历代文献已经阐明痔的形成与经脉、气血密切相关。如《素问·生气通天论》中论述"筋脉横解，肠澼为痔"，认为"筋脉横解"为其病机。所谓"筋脉横解"，即指脉络及血管扩张、松弛不收。又如《杂病广要》云"凡痔者，因……恶血积聚于下焦，不得疏通，于是下坠而为痔"，认为痔由血液积聚而成。再如《外科正宗》载"夫痔者……以致浊气瘀血流注肛门，俱能发痔"，认为气血运行不调、瘀血流注肛门可引起痔。综观经典，并结合自身临床经验，安阿玥教授认为，痔的核心病机为经脉扩张、血液瘀滞。内痔组织病理学观察结果显示，黏膜下静脉扩张瘀血，有血栓形成，周围伴有炎症，证实了血管扩张和瘀血是内痔的主要病理基础。依据中西医关于痔的病机的观点，安阿玥教授突破了传统认知局限，首次提出了痔病治疗的"收敛化瘀"理论，主张收扩张之血脉、敛脱出之痔核、化瘀滞之经血。收敛有化瘀相助，可以收敛而不滞涩，祛病而不留邪；化瘀有收敛配合，可以化瘀而不破血，"收敛"与"化瘀"相反相成。

芍倍注射液是以"收敛化瘀"理论为指导，依据《黄帝内经》"君一臣二，奇之制也"发明研制出的中药注射剂。该药物于 1986 年研制成功，故最初命名为"86-AN 注射液"，其中"AN"代表安阿玥教授的姓氏。20世纪90年代初，该药以"安氏化痔液"之名称开始以院内制剂形式应用于临床，2003年通过国家药品监督管理局新药审批，更名为"芍倍注射液"，获得国家二类中药新药证书，同年年底开始正式生产并上市。制备芍倍注射液的3味中药为乌梅、五倍子和赤芍。《黄帝内经》云"酸可收敛"；《本草求真》指出"酸主收，故收当以酸为主也，故酸收之药，以……乌梅等味"；《景岳全书》载"用……乌梅之类，以固之涩之"，而"收敛"药在"十剂"中属"涩剂"；《本草纲目》载"……五倍子、五味子、乌梅，皆涩药也"。因此在药物配伍上，重用具酸涩收敛之功效的乌梅，为君药，五倍子亦有收涩的作用，为臣药，君臣相须而用，增强酸涩收敛之功。《本草经集注》谓赤芍有"清热凉血、散瘀止痛"之功效；《名医别录》谓其能"通顺血脉，缓中，散恶血，逐贼血"，故方中佐以赤芍，不仅可散瘀止血，还可使敛而不滞，祛病不留邪。三药配伍，一方面收敛不留瘀，另一方面化瘀不出血，共奏"收敛化瘀"之功。现代病理学研究表明，芍倍注射液可有效萎缩痔核，并且不导致瘢痕性硬结形成和坏死出血。芍倍注射液注入痔核后，痔表面黏膜完整保留，黏膜下痔组织迅速发生非炎症性蛋白凝固变性，组织均质化。静脉壁结构在发生蛋白凝固后，由扩张状态变为收缩状态，并不伴出血和坏死性炎症。两天后大部分凝固成分经分解后被吸收，在这一过程中无明显瘢痕组织形成。其中均质化的迂曲静脉壁部分消失，部分由于变性组织的修复而纤维化，管腔变小或完全闭塞。

芍倍注射液是按照现代制药工艺，提取乌梅、五倍子、赤芍的有效成分——柠檬酸、没食子酸和芍药苷配制而成的。这种制药方法，保留了中药的原始药性作用和配伍关系，与传统中药制剂相比，有效成分利用率更高（均在98%以上），可控性更好。

（2）结扎术

手术方法：肛镜下用组织钳将内痔牵拉提起，暴露于肛外，并用弯头止血钳钳夹基底部。在止血钳下方齿线处剪开一小口，用10号丝线经过此切口环绕内痔基底部。术者持丝线两端打结、勒紧，勒紧时助手松钳，术者继续打结勒紧。在结扎线圈以上至少0.5 cm处剪除被结扎的痔组织。如内痔较小，操作时可在镜下直接使用弯头止血钳钳夹并退镜结扎，保留结扎线以上部分。

操作要点：①结扎内痔的重要原则是"不同平面、不同大小"，即有多个内痔时，须根据痔的相对位置高低、深浅错落结扎，使各结扎点不在直肠同一横截面上，并充分保留直肠黏膜，避免多个瘢痕同时挛缩而发生直肠狭窄；②止血钳钳夹及丝线结扎部位应限于内痔本身，勿累及直肠肌层，结扎后指诊应无硬结、肿块，结扎点之间的黏膜不紧绷。此术可减轻疼痛，减少瘢痕形成及脱线后出血。

2. Ⅳ期内痔

（1）结扎加注射术

手术方法：麻醉后充分暴露内痔，用弯头止血钳钳夹因反复脱出、摩擦刺激而纤维化的部分，即痔体的中下部近齿线端。在齿线处做剪切口剥离纤维化部分并结扎。内痔中上部未结扎部分，按照"十六字原则"，注射浓度为 1∶1 的芍倍注射液。

操作要点：须遵循先结扎再注射的顺序。

（2）"8"字缝扎术

手术方法：牵拉提起内痔，在齿线处做切口剥离纤维化部分，用弯头止血钳钳夹内痔基底部。用系 10 号丝线的圆针，从止血钳下方一侧、痔基底部中间处进针，从另一侧穿出后将线从痔核上方钳尖下绕过，再次从第一次进针位置进针，穿出后在内痔下方经过剥离切口打结并勒紧。

操作要点：进针位置紧邻止血钳，勿累及肠壁肌层。两次进针应选择同一位置，以充分阻断血供。

3. 嵌顿痔

手术方法：麻醉后肛门松弛，嵌顿痔所受压力明显减小，水肿可部分缓解。如内部无血栓形成，可直接行手术治疗，操作同前；如已形成血栓，不可行注射术；如已发生缺血性坏死，坏死部分不可行注射术。

操作要点：①嵌顿痔属内痔的急性炎症期，组织缺乏弹性且质地较脆，操作过程应避免过度牵拉；②术中钳夹内痔后，未钳夹的黏膜下如有血栓形成，可做纵行切口切开黏膜，剥离血栓。

（二）外痔

外痔根据不同病因分为静脉曲张性、结缔组织性、血栓性和炎性4类。静脉曲张性外痔可见肛门缘隆起的团块，重者呈环状环绕肛门，质地柔软，一般不引起明显症状。结缔组织性外痔表面褶皱，颜色多与肛周皮肤类似或为暗褐色，大小不等，形状不规则，质地柔软，较大者可引起肛门异物感。血栓性外痔表现为肛缘皮下圆形或近圆形的暗色隆起，多发病突然，局部胀痛和异物感明显，重者影响活动，主要位于截石位3、9点处。炎性外痔可引起局部灼热、肿痛感，摩擦后加重，重者行走不利。肛缘处可见痔体红肿饱满、表面光亮，常伴有血栓形成。

（1）外痔切除术

手术方法：用组织钳钳夹并提起外痔，以肛门为中心做放射状梭形切口，切除痔体。剥离创面残余静脉团、增生的结缔组织及血栓。

操作要点：①手术切口遵循"宁长勿短、宁窄勿宽"的原则，即切口要细长，而非宽短。因两侧臀部挤压，细长切口可使引流通畅，减少水肿，促进愈合。②所有外痔创面需采用放射状梭形切口，与肛门褶皱即肛周朗格线方向保持一致，可减少愈合后瘢痕的形成，减少因瘢痕挛缩对肛门外形和功能产生的不良影响。③切口间保留皮桥，可避免瘢痕性肛门狭窄并缩短愈合时间。如为累及肛周 1～5 点位的静脉曲张性外痔，可分别在截石位 3 点和 1、5 点做一大两小 3 个切口，剥离切口处静脉团，保留 2、4 点皮肤作为皮桥，并破坏皮下静脉团。④结缔组织性外痔切口可稍宽，若位于截石位 12 点方向，切口须呈内窄外宽的乒乓球拍形。

（三）混合痔

混合痔是指相对应部位内痔、外痔相互融合为一体而累及齿线上下者。多发生于截石位 3、7、11 点，兼有内痔、外痔的症状。

（1）外剥内扎术（安氏改良外剥内扎术）

手术方法：查看痔体的大小及分布，选择体积较大者作为主要手术点位，多为 3、7、11 点母痔区。用组织钳提起外痔，在基底部做以肛门为中心的放射状梭形切口，游离外痔皮瓣，切口至齿线处，如有内痔纤维化，应充分剥离，切除创面上残余的结缔组织、静脉丛或血栓。钳夹对应内痔并结扎，于结扎线以上至少 0.5 cm 处，剪除多余痔组织。同法处理其他主要点位混合痔。分别切除和结扎其余点位外痔、内痔。

操作要点：同内痔、外痔操作要点。

（2）外痔切除、内痔安痔注射术

手术方法：用组织钳提起外痔，以肛门为中心做放射状梭形切口至齿线黏膜处，切除外痔，如有内痔纤维化，应充分剥离。用止血钳钳夹黏膜断端并结扎止血，剥离外痔创面上残余的结缔组织、静脉丛或血栓。向内痔注射浓度为 1 : 1 的芍倍注射液。同法处理其他点位混合痔。

操作要点：同内痔、外痔操作要点。

二、肛裂

肛裂是指齿线以下肛管皮肤上的非特异性放射状纵行裂口或溃疡。肛裂的发病主要与肛管局部解剖特点、损伤、感染等因素相关。临床上将其分为早期肛裂和陈旧性肛裂。早期肛裂又称 I 期肛裂，病程短，仅在肛管皮肤上有一较浅的新鲜梭形裂口，创缘软而整齐，无瘢痕和慢性溃疡形成，一般疼痛较轻，出血较明显，及时改善便秘及保守治疗可使裂口完全愈合。陈旧性肛裂包括 II 期和 III 期肛裂，病程长、反复发作，便时、便后疼痛剧烈且持续时间长，疼痛呈周期性，出血往往较少，单纯使用药物可缓解疼痛但不能达到治愈效果，须手术治疗。

（一） II 期肛裂

II 期肛裂裂口为较深的梭形溃疡，边缘增厚，质硬不整齐，基底有梳状硬结，肛门狭小，伴周期性疼痛。

（1）肛裂切除术

手术方法：以齿线以下肛裂口顶端为起点，向肛缘外做一放射状的梭形切口，切除游离皮肤及陈旧裂口形成的溃疡面，形成一梭形的新鲜创面。沿创面基底向深部纵向划开，松解纤维化的内括约肌下缘，解除肛门狭窄，切开后以能容纳两指为宜。

操作要点：①梭形创面的宽度和长度应适中，宽度略超过肛裂口的最宽处即可，长度应不少于肛裂口长度的 3 倍。如果肛裂较深，还可适当延长切口，使引流通畅。②肛裂在后正中，即截石位 6 点时，梭形切口应在 5 点或 7 点，以避免术后臀沟挤压影响创面引流和愈合。③肛裂在前正中，即截石位 12 点时，梭形切口应在 11 点或 1 点，该部位肌肉薄弱且不易导致狭窄，术中只需切除病理组织。

（二） Ⅲ期肛裂

Ⅲ期肛裂有Ⅱ期肛裂的临床表现，同时裂口上端伴有肛窦炎、肛乳头肥大，下端可伴有增生外痔和潜行窦道。

（1）肛裂切除、内括约肌松解术

手术方法：以齿线以下肛裂口顶端为起点，向肛缘外做一放射状的梭形切口，切口范围包括陈旧裂口形成的溃疡面、哨兵痔及皮下瘘管等病理组织。剪除游离皮肤及以上病理组织，形成一梭形的新鲜创面。钳夹齿线处增生肥大的肛乳头基底部，钳下做放射状剪切口，部分切开并结扎，切除增生肥大的肛乳头。沿创面基底向深部纵向切开，松解纤维化的内括约肌下缘，解除肛门狭窄，切开后以能容纳两指为宜。

操作要点：结扎并切除肥大肛乳头后，将切口向上延伸超过结扎部位，并使结扎点位于切口一侧，使引流通畅。余同肛裂切除术。

该术式是安氏疗法治疗陈旧性肛裂的主要方法，具有创面表浅、出血少、术后恢复快等特点。该术式由安阿玥教授依据传统肛裂切除术和内括约肌切断术，并以解剖学中"栉膜带"学说为基础提出并首次在临床中应用。1989年由安阿玥教授主编的《实用肛肠病学》（河北科学技术出版社）首次详细介绍了这一术式，经过多年的推广，目前已在国内广泛应用。

三、肛周脓肿

肛周脓肿是肛门直肠周围软组织或其周围间隙发生的化脓性感染，多数起病急，进展快，可致肛周局部剧烈疼痛，重者还可出现发热、乏力等全身症状，临床多作为急症处理。肛周脓肿最常见的病因是肛腺感染。以肛提肌为界，肛周脓肿分为低位和高位，病灶在肛提肌以下者为低位，病灶累及肛提肌以上者为高位，临床发病大多属低位。辅助检查如经肛门超声、盆腔MRI等可协助明确感染灶范围及内口位置。肛周脓肿的治疗在于早期切开引流，这是控制感染的关键。如果已证实感染与肛隐窝有关，可实施脓肿一期根治手术。

（一）低位肛周脓肿

1. 低位括约肌肌间脓肿

病灶位于齿线以下内外括约肌肌间。临床特点是脓量少，肛缘局部红肿不明显且范围局限，指诊时无明显波动感，但患者疼痛较剧烈，坐卧不宁，检查时常因惧痛而拒绝肛内指诊，多不发热。血常规见白细胞及中性粒细胞在正常范围或轻度升高。肌间脓肿好发于截石位3、6、9点，内口位于红肿中心相对应点位的齿线处。

（1）低位括约肌肌间脓肿切开术

手术方法：在红肿隆起最明显部位做一以肛门为中心、肛缘为起点的放射状梭形切口，切除游离皮肤。用止血钳钝性分离或切开脓腔，排净病灶内脓液。将探针或弯钳探入脓腔，在术者另一手示指引导下自内口探出，沿探针或弯钳完全切开脓腔，切除创面部分坏死组织，使引流通畅。

操作要点：①所做切口长度一般以超过脓肿范围0.5~1 cm为宜；切口的宽度以红肿波动部位为边界，一般不超过长度的1/3。特殊情况下，如患者体胖或臀沟较深，可适当延长、加宽切口，使引流通畅；患者体瘦或臀沟较浅，可适当缩小切口的宽度。②梭形切口起点应位于肛缘处，以减少对肛管处皮肤的切除损伤。③病灶如位于10~11点或1~2点，术中应缩小切口宽度，此点位由于张力较大，常导致创面被动变宽，愈合缓慢。④病灶如位于截石位6点，切口可选择偏向5点或7点，以避免术后臀沟挤压影响创面引流和愈合。⑤本类肛周脓肿内口一般位于相对齿线处，探查动作应轻柔，不能盲目穿刺，避免扩大或形成新病灶。⑥脓腔内的坏死组织不必完全切除，以引流通畅为度。

2. 肛门周围皮下脓肿

病灶位于肛周皮下。临床特点是局部隆起和疼痛明显，无发热等全身症状，检查见肛缘处红肿明显，边界清晰，指诊有波动感。皮下脓肿临床较常见，易破溃。内口位于红肿中心对应的齿线处。

（1）皮下脓肿切开术

手术方法：在红肿隆起最明显部位做一以肛门为中心、肛缘为起点的放射状梭形切口，切除游离皮肤，排出病灶内脓液。将探针或弯钳探入脓腔，可从相应齿线位置探出，沿探针或弯钳完全切开脓腔，切除创面部分坏死组织，使引流通畅。

操作要点：同低位括约肌肌间脓肿切开术。

3. 肛门前、后间隙脓肿

肛门前、后间隙脓肿是肛腺感染扩散到肛门前、后深间隙所致。以局部红肿疼痛为主要表现，可伴有低热，血常规见白细胞及中性粒细胞升高。肛门前间隙脓肿的红肿部位多位于截石位11点至1点，形成会阴部脓肿后会阴部红肿明显；肛门后间隙脓肿由于肛尾韧带的存在，红肿的位置多在截石位5、7点。内口分别在12、6点齿线处。

（1）肛门前、后间隙脓肿切开术

手术方法：同低位括约肌肌间脓肿切开术。

操作要点：①肛门前间隙脓肿，切口一定要窄，以最大限度保留会阴处皮肤，体瘦者可不做梭形切口，直接切开脓腔。②肛门后间隙脓肿，切口偏向截石位 5 点或 7 点，沿脓腔切开至齿线即可，注意保护肛尾韧带。

4. 坐骨直肠间隙脓肿

病灶位于一侧或两侧坐骨直肠间隙，不易破溃。表现为肛周肿胀疼痛较剧烈，不能端坐，重者可影响排尿和正常行走，常伴有发热。局部检查可见肛周较大范围红肿，常波及 3 ~ 6 个截石点位，以 1 ~ 5 点或 7 ~ 11 点常见，指诊有波动感。脓量多，内口多位于截石位 6 点，常须肛管直肠局部超声及盆腔 MRI 协助明确脓腔范围及内口位置，部分无内口。血常规见白细胞及中性粒细胞明显升高。

（1）坐骨直肠间隙脓肿切开术

手术方法：明确内口位置，在肛周红肿处与内口相同点位，做一以肛门为中心、肛缘为起点的放射状梭形切口，切除游离皮肤，用止血钳钝性分离或切开脓腔，排出病灶内脓液，将探针或弯钳探入脓腔，可从相应齿线位置探出，沿探针或弯钳完全切开脓腔。术者可用手指探查脓腔范围，如腔内有纤维隔应予以破坏分离，使脓液排净、引流通畅。

操作要点：坐骨直肠间隙脓肿较大而深，术中切口可根据病灶范围适当加长、增宽。

（2）主灶切开、对口引流术

术中单一切口不能达到充分引流的目的时，可采用主灶切开、对口引流术，下面以马蹄形脓肿为例介绍该术式。马蹄形脓肿是坐骨直肠间隙脓肿中常见的类型，可累及一侧或两侧坐骨直肠间隙，分别称为半马蹄形或全马蹄形脓肿。其内口位于截石位 6 点，脓腔范围可自 6 点至 1 点或 11 点。

手术方法：在病灶侧或红肿明显一侧的肛缘 5 点或 7 点做一以肛门为中心、肛缘为起点的放射状梭形切口，切除游离皮肤，排出脓腔内脓液。将探针或弯钳探入脓腔，自 6 点齿线内口探出后切开。术者用手指伸入脓腔内探查，破坏腔内纤维隔并进一步明确病灶范围。在脓腔远主灶切口端再做一以肛门为中心的放射状梭形引流切口，暴露脓腔，主灶切口与引流切口间留置橡皮条引流。

操作要点：①主灶切口长度一般以超过脓肿范围 0.5 ~ 1 cm 为宜，切口的宽度一般不超过长度的 1/3。②主灶切口与引流切口间皮桥较窄时，可使用橡皮条贯穿两切口并首尾连接固定，使引流通畅；如皮桥较宽，可在皮桥中间再做一引流切口，相邻两切口贯穿橡皮条引流。③引流切口暴露脓腔，使引流充分即可，一般明显小于主灶切口。④对于全马蹄形脓肿，一般需在另一侧做 1 ~ 2 个切口。

该术式由安阿玥教授于 20 世纪 80 年代提出并应用，发表于 1983 年《肛肠杂志》第三卷第二期，是对肛肠疾病治疗的又一重要贡献。现临床文献所提及的肛周脓肿"多切口引流""间断引流""开窗引流"等术式，实际均来源于该术式。该术式化繁为简，在尽量减少肛周皮肤及皮下组织损伤的同时，达到最佳的引流效果，创伤小、痛苦少、恢复快，克服了将病灶全部敞开而导致的创面范围大、疼痛明显、恢复慢、瘢痕重、肛门变形等缺点。

（3）坐骨直肠间隙脓肿引流术

手术方法：在红肿最明显处做一放射状梭形切口，排出脓液。脓腔较大时，术者手指探查脓腔，将脓腔内的纤维间隔钝性分离，以排净脓液、通畅引流。如单一切口不能使病灶引流通畅，可做两个或两个以上切口并置入橡皮条，形成对口引流；如脓腔较深，可将乳胶管自切口置入脓腔内引流。

操作要点：①切口位置应选择在皮肤最薄弱、红肿最明显处。②切口在大小上能够暴露脓腔，起到充分引流的作用即可。③术中勿使用探针或弯钳反复探查，避免扩大病灶范围。

（二）高位肛周脓肿

1. 直肠后间隙脓肿

病灶累及直肠后间隙，以肛门、骶尾部坠胀或坠痛为主要表现，常伴有发热。指诊可触及截石位 6 点直肠壁肿胀，有波动感，伴压痛明显。因肛门后深间隙脓肿向上扩散穿过肛提肌而形成，也有部分由肛腺感染扩散直接形成。常需肛管直肠局部超声及盆腔 MRI 协助明确脓腔范围，内口多在截石位 6 点。血常规见白细胞及中性粒细胞明显升高。

（1）直肠后间隙脓肿低位切开、高位乳胶管引流术

手术方法：在截石位 5 点或 7 点做一以肛门为中心、肛缘为起点的放射状梭形切口，并切除游离皮肤。如存在低位脓腔，切开脓腔排出病灶内脓液。将探针或弯钳探入脓腔，可从相应齿线位置探出，沿探针或弯钳切开。如不存在低位脓腔，切除游离皮肤后，将切口向上延长至齿线内口处，切开内口见到坏死组织后，继续沿坏死组织切开病灶，直至脓液排出。分离扩大脓液流出部位切口，排净脓液。术者手指探入脓腔，沿病灶钝性分离，使引流通畅，同时明确病灶范围，将顶端带有侧孔的乳胶管置入脓腔深部并固定。

操作要点：①无论低位脓腔是否存在，齿线以下都须切开，使病灶引流通畅。②术中探查高位病灶时动作要轻柔，避免形成新的病灶，术者可使用手指代替尖锐的探针。③齿线以下切口应根据病灶大小、患者胖瘦、臀沟深浅等因素确定长短、宽窄和深浅，须以引流通畅为基本原则。

该术式由安阿玥教授首先提出并应用，是安氏疗法治疗高位肛周脓肿的一种经典方法。该术式避免了传统挂线术持续勒割造成的长时间疼痛，不切开或部分切开肛管直肠环，与挂线术相比，损伤更小，无肛门失禁的风险。只要内口和脓腔全部敞开，引流通畅，则术后恢复快，瘢痕轻，不复发。

2. 骨盆直肠间隙脓肿

病灶累及骨盆直肠间隙，范围大于直肠后间隙脓肿。发病

时肛门、肛周红肿热痛不明显，可表现为直肠内酸胀坠痛，伴有发热、周身不适等全身症状，严重者出现脓毒症甚至感染性休克。指诊可触及直肠壁饱满肿胀，伴压痛，肠壁温度较周围正常组织高。多由坐骨直肠间隙脓肿向上蔓延穿透肛提肌所致，由于病灶位置深，不易破溃流脓。本病临床上少见，常需肛管直肠局部超声及盆腔 MRI 协助明确脓腔范围及内口位置。

（1）骨盆直肠间隙脓肿低位切开、高位乳胶管引流术

手术方法：在与内口相同点位的皮肤上做一以肛门为中心的放射状梭形切口，排出脓腔内脓液，将探针探入脓腔，自内口探出后沿探针切开，使低位脓腔全部敞开，自内口处沿坏死组织向上钝性分离，排出高位脓腔脓液。将顶端带有侧孔的乳胶管置入脓腔深部并固定。

操作要点：同直肠后间隙脓肿低位切开、高位乳胶管引流术。

3. 直肠黏膜下脓肿

病灶位于直肠黏膜下，易在齿线处破溃。主要表现为肛内坠痛，多不伴有发热。检查时肛周无红肿，指诊时在齿线以上可触及隆起和波动感，病灶表面黏膜温度升高。血常规可见白细胞及中性粒细胞轻度升高。

（1）直肠黏膜下脓肿切开术

手术方法：在与黏膜下脓肿内口相同点位做一以肛门为中心、肛缘为起点的放射状梭形切口，切除游离皮肤。向肛内延

长切口，至黏膜下脓肿下缘内口处，见坏死组织后，肛门镜下暴露脓肿部位，沿坏死组织向上，做纵行切口切开脓腔，排出脓液，切除内口周围及脓腔内坏死组织，止血包扎。

操作要点：同直肠后间隙脓肿低位切开、高位乳胶管引流术。

四、肛瘘

肛瘘是肛周皮肤与肛管、直肠之间的慢性、病理性窦道，常因肛门直肠周围脓肿破溃或切开引流后脓腔逐渐缩小而形成，主要与肛腺感染有关。典型的肛瘘由原发性内口、瘘管和继发性外口组成，其特点是以肛门周围硬结、反复肿痛、破溃流脓为主症，局部可触及或探及瘘管通向肛内。本病具有蔓延和不规律发展的特性。临床上根据病灶所累及的部位，将肛瘘分为低位和高位两大类。病灶位于外括约肌浅部及以下的肛瘘属低位肛瘘，累及外括约肌深部及以上的为高位肛瘘。

（一）低位肛瘘

1. 有外口的低位单纯性肛瘘

此类肛瘘是临床最常见的一种肛瘘。内口在肛隐窝，瘘管单一且表浅，指诊可轻易触及，瘘管向肛外延伸开口于肛周皮肤，形成唯一外口。

（1）低位肛瘘切开术

手术方法：明确肛瘘内口位置和瘘管走行。以肛门为中心、肛缘为起点沿瘘管做一放射状梭形切口，切除游离皮肤。术者一手持探针自外口探入瘘管，另一手示指置于肛内内口部位，协助探针自内口探出。沿探针切开瘘管管壁，使病灶完全敞开。清除病灶内部分瘢痕与坏死组织，使引流通畅。

操作要点：①所做切口长度一般以超过瘘管长度0.5~1 cm为宜；切口以细、长为佳，宽度一般不超过长度的1/3。特殊情况下，如患者体胖或臀沟较深，可适当延长、加宽切口，使引流通畅；患者体瘦或臀沟较浅，可适当缩小切口的宽度。②梭形切口起点应位于肛缘处，以减少对肛管处皮肤的切除损伤。③病灶如位于10~11点或1~2点，因周围皮肤张力较大，术中应缩小切口宽度，或不做梭形切口，直接切开瘘管。④探查内口时动作要轻柔，探针指向内口位置，不能盲目穿刺，避免形成新的病灶。⑤切开后查看病灶，如内口、外口之间可见到连续的坏死组织或切开的瘘管，则病灶已被完全切开；如未见或者只见部分，需继续探查并切开病灶。⑥切开后，病灶中的坏死组织和管壁无须全部切除，部分切除后使引流通畅即可。

2. 无外口的低位单纯性肛瘘

本类肛瘘是成脓阶段脓液未能穿破肛周皮肤形成外口，或形成外口后皮肤自行愈合而形成的，又称内盲瘘。指诊时在肛周可触及硬结，自硬结向肛内分别可触及瘘管和肛隐窝处内口。

（1）内盲瘘切开术

手术方法：明确肛瘘内口位置和瘘管走行，切开瘘管远肛门端的硬结，如可见切口内坏死组织，该切口即可作为外口。以肛门为中心、肛缘为起点沿瘘管做一放射状梭形切口，切除游离皮肤。术者一手持探针自外口探入瘘管，另一手示指置于肛内内口部位，协助探针自内口探出。沿探针切开瘘管管壁，使病灶完全敞开。清除病灶内部分瘢痕、坏死组织，使引流通畅。

操作要点：术中麻醉后，肛门肌肉松弛，硬结位置较非麻醉状态有所变化，需再次明确位置后再切开。余同低位肛瘘切开术。

3. 有唯一内口和多个单独瘘管的复杂性肛瘘

这类肛瘘的内口多位于 6 点，由于肛尾韧带的存在，肛腺感染形成后，病灶同时或先后向 5、7 点蔓延，形成两条单独瘘管。

（1）复杂性肛瘘切开术

手术方法：明确肛瘘内口位置和瘘管走行。以肛门为中心、肛缘为起点，沿不同点位瘘管分别做放射状梭形切口，切除游离皮肤后将各瘘管逐一切开。清除坏死组织，使引流通畅。

操作要点：①切口间保留足够宽的皮桥。②如两瘘管紧邻，只需做一个覆盖两瘘管的梭形切口。

4. 有支瘘管的复杂性肛瘘

这类肛瘘是瘘管远端或外口闭合，瘘管内脓液不能自外口排出，转而向其他方向蔓延而形成的，包括最初形成的主瘘管，以及一个或多个在主瘘管基础上形成的支瘘管。

（1）复杂性肛瘘主灶切开、对口引流术

手术方法：确定肛瘘内口、外口位置和瘘管走行，沿主瘘管做一以肛门为中心、肛缘为起点的放射状梭形切口，切除游离皮肤。术者一手持探针自外口探入瘘管，另一手示指置于肛内内口部位，协助探针自内口探出，沿探针将主瘘管完全切开。在支瘘管外口处再做一放射状梭形切口，切除游离皮肤，切开切口范围内支瘘管，将止血钳自切开处探入未切开的支瘘管，从主灶切口探出，钝性分离破坏支瘘管管壁并扩宽管腔，使引流通畅。橡皮条贯穿支瘘管并首尾连接固定，以充分引流。

操作要点：①主灶切口长度一般以超过主瘘管范围 0.5 ~ 1 cm 为宜，切口的宽度一般不超过长度的 1/3。②主灶切口与引流切口间皮桥较窄时，可使用橡皮条贯穿两切口并首尾连接固定，使引流通畅；如皮桥较宽，可在皮桥中间再做一引流切口，相邻两切口贯穿橡皮条引流。③引流切口暴露病灶、使引流充分即可，一般明显小于主灶切口。④支瘘管较短时，无须再做引流切口，可在切开主瘘管后将其直接切开或只做一个覆盖所有瘘管的梭形切口。

主灶切开、对口引流术应用于复杂性肛瘘，避免了将病灶全部敞开而导致的肛周大范围损伤，不会引起瘢痕性的肛门变形。与传统手术方法相比，此术式创伤小、痛苦少，在治愈疾患的同时达到了保护肛门功能和外观的效果。

5. 半马蹄形肛瘘

这类肛瘘由半马蹄形脓肿发展而来，内口位于 6 点，瘘管自 6 点绕行肛门向 3 点或 9 点方向延伸。

（1）半马蹄形肛瘘主灶切开、对口引流术

手术方法：确定肛瘘内口、外口位置和瘘管走行。沿瘘管近肛门部分（5 点或 7 点附近）做一以肛门为中心、肛缘为起点的放射状梭形切口，切除游离皮肤。切开皮下组织，暴露坏死组织或瘘管。术者一手持探针探入瘘管，另一手示指置于肛内内口部位，协助探针自内口探出，沿探针将近肛门部分瘘管完全切开。在瘘管远肛门端再做一放射状梭形切口，切除游离皮肤，切开切口范围内瘘管，将止血钳探入未切开的瘘管，从主灶切口探出，钝性分离破坏瘘管并扩宽管腔，使引流通畅。用橡皮条贯穿未切开的瘘管并首尾连接固定，以充分引流。

操作要点：同复杂性肛瘘主灶切开、对口引流术。

（2）半马蹄形肛瘘弧形切开术

手术方法：明确瘘管走行和肛瘘内口位置，自外口或瘘管远端沿坏死组织将弯曲部分瘘管切开，直至肛缘处。将探针自肛缘坏死组织处探入，自内口探出，沿探针将剩余部分瘘管切开，完全敞开病灶，形成弧形切口。修剪创缘，清除部分坏死组织，使引流通畅。

操作要点：①探针不能自内口处探出时，可沿坏死组织逐步切开，直至内口。②由于肛周皮肤张力较大，切开弯曲部分瘘管时无须做梭形切口，直接沿瘘管或坏死组织切开即可，避免切开后切口过宽。

6. 全马蹄形肛瘘

此类肛瘘由全马蹄形脓肿发展而来，内口位于6点，瘘管自6点分别绕行肛门向3点和9点方向延伸。临床少见。

（1）全马蹄形肛瘘主灶切开、对口引流术

手术方法：确定肛瘘内口、外口位置和瘘管走行。选择瘘管较长的一侧，沿瘘管近肛门部分（5点或7点附近）做一以肛门为中心、肛缘为起点的放射状梭形切口，切除游离皮肤。切开暴露坏死组织或瘘管，将探针探入并自内口探出后切开。分别在对侧瘘管近肛门端以及两侧瘘管远肛门端再做放射状梭形切口作为引流切口，相邻两切口贯穿橡皮条引流，并首尾连接固定，以充分引流。

操作要点：同复杂性肛瘘主灶切开、对口引流术。

（二）高位肛瘘

1. 有低位瘘管的高位肛瘘

此类肛瘘主要由低位肛瘘发展而来，如病灶引流不畅，感染逐步向高位蔓延，最终可形成高位肛瘘。

（1）高位肛瘘低位切开、高位乳胶管引流术

手术方法：明确瘘管内口和走行，沿低位瘘管做放射状梭形切口，并将低位瘘管切开，切开后可见病灶继续向高位走行。肛门镜下，使用止血钳轻轻探查高位病灶，明确病灶范围。术者用手指或继续使用止血钳钝性分离高位病灶中下部，搔爬病灶，清除部分坏死组织，使高位病灶形成上窄下宽的"∧"形，将顶端带有侧孔的乳胶管置入高位病灶深部，缝扎固定，使引流通畅。

操作要点：①术中可根据具体情况，切开低位瘘管后继续向上将高位病灶部分切开，使引流通畅。②术中探查高位病灶时动作要轻柔，避免形成新的病灶，可使用止血钳代替尖锐的探针。③齿线以下切口应根据病灶大小、患者胖瘦、臀沟深浅等因素确定长短、宽窄和深浅，须以引流通畅为基本原则。

该术式可避免挂线术持续勒割造成的长时间疼痛，并且具有损伤小、恢复快、术后肛门功能和外观不受影响等特点。

2. 无低位瘘管的高位肛瘘

病灶多位于截石位 6 点位，因肛腺感染后，感染灶未向下、向外，而是直接向上蔓延所致。临床以反复肛门坠痛为主要表现，常有分泌物自肛内流出，指诊可触及齿线附近硬结，重者齿线以上直肠壁、肛直环因炎症刺激而质地坚硬。

（1）高位肛瘘低位切开、高位乳胶管引流术

手术方法：明确瘘管位置，在肛缘与内口相同点位做以肛

门为中心的放射状梭形切口，切除游离皮肤后，沿切口向上将齿线处内口切开。见坏死组织后，用止血钳沿坏死组织轻轻探查高位病灶，明确病灶范围。术者用手指或继续使用止血钳钝性分离高位病灶中下部，清除部分坏死组织，使高位病灶形成上窄下宽的"∧"形，将顶端带有侧孔的乳胶管置入高位病灶深部，缝扎固定，使引流通畅。

操作要点：无论低位瘘管是否存在，齿线以下都须切开，使病灶引流通畅。余同有低位瘘管的高位肛瘘操作要点。

3. 直肠黏膜下肛瘘

直肠黏膜下肛瘘由肛腺感染后直接形成或由低位肛瘘感染灶向上蔓延而来。肛内指诊时可在齿线以上触及硬结。

（1）直肠黏膜下肛瘘切开术

手术方法：有低位肛瘘者，切开低位瘘管；无低位肛瘘者，在与病灶相同点位的肛缘做以肛门为中心的放射状梭形切口，并向上切开内口。肛门镜下见坏死组织后，用止血钳或探针沿坏死组织轻轻探查高位病灶，明确病灶范围，沿坏死组织将病灶全部切开。清除病灶内坏死组织，使引流通畅。

操作要点：①黏膜血供丰富，切开黏膜时注意止血。②无低位瘘管时，齿线以下也要做切口，使病灶引流通畅。

五、肛门直肠狭窄

肛门直肠狭窄是指因各种原因所致的肛管或直肠的腔道直

径变小、狭窄、失去弹性，粪便排出困难的一类疾病。肛门直肠狭窄分为先天性和后天性两类。先天性肛门直肠狭窄归因于先天性肛门直肠发育畸形，后天性肛门直肠狭窄是肛肠疾病或损伤发生、发展的结果，临床以肛门直肠手术操作不当造成的医源性瘢痕性狭窄为主，主要包括痔上黏膜环切术后形成的直肠狭窄、痔术后形成的肛门狭窄。下面主要介绍以上两种后天瘢痕性狭窄的手术治疗。

（一）直肠狭窄

痔上黏膜环切术若操作不当，可在直肠形成环状狭窄，导致大便排出困难、肛内坠痛等症状，指诊可触及直肠瘢痕环、肠腔狭窄，严重者手指不能通过。

（1）直肠狭窄纵切横扩瘢痕松解注射术

手术方法：探查直肠内狭窄区域，进一步了解狭窄的程度及范围。肛门镜下将浓度为1∶1的芍倍注射液均匀注射于狭窄环基底部。以纵行小切口沿截石位3、6、9、12点切开狭窄环，深度应到达瘢痕基底部，使狭窄环充分松解。使用喇叭形肛门镜扩肛，使小切口横向扩张。在切口及其附近再次向瘢痕注射芍倍注射液。将油纱条缠绕于胶管，置于直肠肛管内并固定，支撑已松解的瘢痕环。

操作要点：①切开12点瘢痕时需避免刺伤前列腺或阴道。②注射时避免过浅、过深或过于集中，应将药物均匀地注射到狭窄部位的基底部。

（二）肛门狭窄

痔手术时过多损伤肛管及肛门周围皮肤，受损处愈合后大量瘢痕形成，影响肛门舒张，造成肛门狭窄。以排便困难为主要表现，伴肛门闭合不严，时有肛门溢液、排气、排稀便不受控等症状。检查见肛门狭小，肛管瘢痕明显。

（1）肛门狭窄纵切横扩瘢痕松解注射术

手术方法：探查肛管狭窄区域，进一步了解狭窄的程度及范围。直视或肛门镜下将浓度为 1：1 的芍倍注射液均匀注射于瘢痕基底部。以纵行小切口切开面积较大的瘢痕，如瘢痕环形成，则在截石位 3、6、9、12 点切开狭窄环，深度应到达瘢痕基底部。使用喇叭形肛门镜扩肛，使小切口呈横向扩张。在切口及其附近再次向瘢痕处注射芍倍注射液。将油纱条缠绕于胶管，置于肛管并固定，支撑已松解的瘢痕环。

操作要点：6 点切开时切口应向 5 点或 7 点延伸，使引流通畅。

纵切横扩瘢痕松解注射术由安阿玥教授基于最小损伤原则，以"收敛化瘀"理论为基础，通过多年临床实践总结提出。研究表明，芍倍注射液局部注射后，可在短时间内引起蛋白质凝固变性，减轻甚至消除瘢痕；同时还具有非均质化抗炎的作用，可抑制炎性刺激和新瘢痕形成。另外，芍倍注射液具有一定的促凝血作用，可降低术中的出血量，减少缝合针数，从而进一步减少损伤，减少瘢痕再生。该种方法创伤小，术后疼痛轻，避免新生瘢痕形成，近期及远期疗效均较理想。

六、直肠脱垂

直肠脱垂是指肛管、直肠黏膜、直肠全层甚至乙状结肠部分向下移位而脱出肛门外的一种疾病。临床上，直肠脱垂分为内脱垂和外脱垂两类。直肠内脱垂一方面是指直肠腔内黏膜层与肌层分离，导致黏膜松弛、堆积于肠腔但未脱出肛外；另一方面，还包括直肠内套叠，即肠管下移距离较短，未能脱出肛外或脱垂位置较高，肠管下套叠后仍位于直肠腔内而未脱出者。前者常引起排便不畅、排便不尽感等症状，多于肛门镜检查和肛内指诊时发现；后者一般无明显症状，重者出现便秘、肛门阻塞感，需通过钡灌肠等检查发现。视诊可见直肠脱出肛外者，称外脱垂。长期反复外脱垂，可引起神经损伤并导致肛门失禁，还可能出现出血、水肿、绞窄坏死、皮肤湿疹等并发症，需积极治疗。直肠脱垂多见于小儿、老人、孕产妇及体弱的青壮年。对于儿童，直肠脱垂是一种自限性疾病，大多可随年龄增长而逐渐自行恢复正常，成人发病者则多随发病时间的延长而逐渐加重。

（一）直肠内脱垂

临床上以直肠黏膜内脱垂最为常见，肛门镜检查时可见松弛黏膜堆积于肠腔内。患者多排便时久蹲，并以排便不畅、排便不尽感为主要症状，部分患者便后行走活动时出现肛门溢稀便、肛周瘙痒等。

（1）芍倍注射液注射术

手术方法：麻醉后反复消毒肠腔，插入肛门镜，暴露需注射的松弛、隆起部位，在隆起明显处进针，遇抵抗感后边退针边给药，注射浓度为 1:1 的芍倍注射液 1~2 ml，以注射部位黏膜饱满为度。视野内注射完毕后，退镜继续注射。

操作要点：①同一直肠水平注射完毕后可用棉球填充肠腔，不仅可使药物分布均匀，还可作为标记，避免重复注射。②按照自上而下的顺序注射药物，避免遗漏。③根据病情轻重，可酌情调整注射药量和浓度。④女性前侧直肠阴道壁较薄，男性有前列腺存在，注射时注意防止刺伤。

（二）直肠外脱垂

直肠外脱垂目前临床上少见。发病初期，多在便时下蹲用力后脱出，便后可自行还纳复位。随着病情迁延日久，脱出物逐渐增长、变粗，咳嗽、屏气用力、下蹲时也会脱出，并且不易复位，须用手托回肛内或卧床休息，方能还纳。病久反复脱出和纳入，以及衣裤摩擦，可使肠黏膜发生充血、水肿和糜烂，出现少量便血。长期的脱出还可使括约肌收缩功能下降，肠液外溢，出现肛周潮湿、皮肤瘙痒。

（1）近心端结扎、瘢痕固定、芍倍注射液注射术

手术方法：使用药物为芍倍注射液原液。肛门局部麻醉后消毒肠腔，嘱患者屏气用力，使脱垂部分充分暴露在肛外。脱

出后，使用碘伏再次消毒脱垂段 2～3 次。在脱垂段近心端，用止血钳钳夹 3、6、9、12 点，用丝线结扎固定钳夹部位，作为注射和结扎起始的标记。向未翻出的肠腔黏膜固有层和肠肌层间均匀注射芍倍注射液原液，至饱满呈水泡样。自脱垂段顶端起始位置开始至脱垂段底部，沿直线每隔 1～1.5 cm 取一结扎点结扎固定，使结扎点大致成一纵行。间隔上一纵行结扎点约 2 cm，继续纵行结扎，重复前一步骤，直至最后结扎点均匀分布于脱垂段。在每两纵行结扎点之间，自脱垂段顶端起至底部，纵向注射芍倍注射液原液（柱状注射），使注药区隆起呈串珠状。全部注射完毕后将脱垂部分手托还纳肛内，并于齿线上区黏膜补充结扎和注射。如肛门松弛，可联合肛门环缩术。

操作要点：①脱垂段应充分暴露，体弱者侧卧位不能完全脱出时，术者可将干纱布置入肠腔，与患者共同向外用力协助其脱出。②Ⅰ度或脱出较小的Ⅱ度直肠脱垂，可不做纵行结扎，直接注射药物。③注射时小角度或平行进针，进针遇抵抗感后退针给药，注射以饱满为度。④术后当日禁食，次日起少量进食，术后 48 小时可排便。首次排便需使用生理盐水灌肠协助。便后正常饮食，排便时勿过度用力，必要时灌肠。⑤术后换药时需在肛镜下用生理盐水反复冲洗清洁肠腔。

（2）肛门环缩术

手术方法：在截石位 12 点距肛缘约 2 cm 处，做一小切口，切开皮肤约 1 cm。自该切口进入，环绕肛门沿一侧外括约肌下缘做钝性分离至 6 点，并在 6 点再做一切口。同法在对侧肛缘再做钝性分离，形成一环绕肛门的隧道。使用止血钳将植入材料置于隧道内。助手将示指插入肛内，术者拉紧植入材料两头并连接固定，以肛门紧贴示指为度。缝合切口。如植入材料为可吸收线，也可用大弯圆针代替止血钳。

操作要点：①埋藏在皮下组织中的植入材料不可过浅，植入后患者应感觉不出其存在。②固定植入材料前，应拉紧其两端，使肛缘紧贴插入肛内的示指，固定后可使肛门松紧适中。

七、骶尾部藏毛窦

骶尾部藏毛窦是指发生于骶尾部后正中皮下的慢性窦道，病灶内多数含有毛发，急性发作时表现为骶尾部脓肿。肥胖、毛发浓密和臀沟深者好发，久坐职业、生活习惯、家族病史及骶尾部损伤为其发生的危险因素。

（一）急性期藏毛窦

急性期藏毛窦表现为骶尾部脓肿，局部胀痛感明显，范围较大时伴发热等全身症状。

（1）切开引流术

手术方法：沿臀沟方向，在红肿最明显处做梭形切口，排出脓液后清除腔内异物及部分坏死组织，使引流通畅。

操作要点：①切口大小与脓腔范围匹配，切口不能过小，靠近肛门一端应超过脓腔范围 0.5 ~ 1 cm。②脓腔内的坏死组织不必完全切除，以引流通畅为度。

（二）缓解期藏毛窦

骶尾部正中可见一个或几个藏毛凹陷或窦道开口，间歇溢出分泌物和脓液，有时有毛发伸出，指诊可触及皮下索条状硬结。

（1）窦道切开术

手术方法：沿臀沟方向，在病灶范围做梭形切口，切除游离皮肤。将探针探入窦道，直至窦道盲端。沿探针切开病灶，所有窦道都切开后，用刮匙刮净病灶中毛发及残留的皮肤组织。修剪切缘，使引流通畅。

操作要点：①切口范围应包括全部病灶。②切开后仔细观察病灶，寻找毛发等异物并刮除。

第三章　安氏疗法手术核心问题解析

一、肛肠病安氏疗法手术采用何种麻醉?

答:主要采用局部麻醉。高位肛瘘、范围较广泛的肛周脓肿采用腰俞穴麻醉,即低位骶管麻醉。局部麻醉最主要的优势是麻醉后肛门外观较麻醉前正常状态无明显改变,有利于术者对病灶部位和大小做出准确判断,尤其是对于痔的手术,可避免过多的损伤。腰俞穴麻醉的优势在于操作简单,麻醉效果好,适用于肛周感染性疾病,且麻醉后肛周肌肉不过度松弛,便于术者判断解剖关系。

二、结扎内痔后为何保留长线头?

答:安氏疗法要求结扎内痔后保留长线头并暴露于肛门外。一是可以起到引流作用。被结扎的内痔因血流被阻断,会逐渐发生坏死、液化,长线头的结扎线存在于肛门处,使其不能完全闭合,坏死组织液化后可随结扎线流出,而非长时间积存于肛内,从而减少继发性感染。二是可以了解术后恢复情况。所结扎的内痔坏死、液化后,结扎线会陆续随大便的排出而脱落,通过观察剩余结扎线的数量,术者可以大致判断术后恢复的速度以及所处阶段，有助于后续治疗。三是避免刺激切口。外剥内扎术时，外痔切口位于内痔结扎点下侧，短线头断端可能因行走、下蹲等活动改变位置，刺激创面而引起疼痛。

三、环状混合痔一次性手术有何技巧？

答：环状混合痔的内痔部分大小不一，主要以外痔部分相互融合、分界不清，痔体环绕肛门为特点，且外痔大小不一、形状多不规则。手术既要切除外痔，使肛缘平整、美观，又要避免术后肛门功能障碍。环切术可将外痔全部切除，但术后形成围绕肛门的瘢痕环，可能导致肛门扩张困难或闭合不全，因此需保留皮桥。除前文所述手术操作要点外，对于环状混合痔还需注意以下两点。①术中麻醉后查看内痔、外痔的大小及分布，选择内痔、外痔均较大的点位作为首要切除部位，多为3、7、11点，与内痔母痔区相同，其他常见点位还包括12、5、9点等。各切口间未切除的部分需作为皮桥保留。②所保留的皮桥实际多为较小的外痔，需进一步修剪，使肛缘趋于平整。方法包括增宽两侧切口，适当缩小皮桥宽度；切除皮桥隆起明显的部分及皮下静脉团或增生结缔组织，修剪后的皮桥可能是长方形、三角形等，形状并不影响其作为皮桥的作用。

四、如何准确判断慢性肛裂狭窄部位以及术中是否充分松解？

答：肛裂口深部的内括约肌下缘暴露后，因反复受排便刺激及肠道环境污染，会发生不自主痉挛和慢性炎症，逐渐纤维化，最终导致肛门狭窄，因此狭窄部位主要位于肛裂口所在的截石位 6 点。术中充分麻醉后，狭窄部位不会与周围肌肉一样发生明显松弛，故在原肛裂部位仍可触及呈紧绷状态的弧状结构，充分松解后该结构完全消失，不可触及。

五、肛裂术后是否需要继续扩肛治疗？

答：术中切开纤维化的内括约肌下缘后，由其导致的肛门狭窄可完全解除。因此，术中、术后均不必扩肛治疗，过度地扩张肛门反而会使切口扩大，损伤正常肌肉组织，造成疼痛加剧、愈合缓慢。

六、肛裂术后切口不愈合的原因有哪些？

答：主要与以下因素有关。一是术后大便干燥，反复刺激切口；二是术中只部分切开长期痉挛僵化的肌纤维，未能完全解除狭窄，肛裂形成的基础仍然存在；三是术中切口短而深，切口的肛外部分先愈合，导致肛内引流不畅而不愈合。

七、肛周脓肿手术切口为何以肛缘为起点而不以齿线为起点？

答：齿线以下为肛管，以齿线为起点的切口会损伤肛管皮肤，创面愈合后在肛管处形成瘢痕。瘢痕缺乏弹性且易发生挛缩，形成瘢痕沟，不仅影响外观，还可能使肛门闭合不严，出现肛门溢液。因此，切口应尽量避免以齿线为起点。

八、肛周脓肿主灶切开、对口引流术术后如何处理？

答：术后需每日换药，换药时使用 1.5% 过氧化氢和生理盐水先后冲洗脓腔。3～5 天后，冲洗液清亮且无絮状坏死物时，去除橡皮条，换凡士林纱条引流。引流切口无分泌物流出后，仅将凡士林纱条置于主灶切口处引流即可。一般引流切口先愈合，主灶切口后愈合。

九、行肛周脓肿引流术时向脓腔内置乳胶管后如何处理？

答：术后需每日换药，换药时使用 1.5% 过氧化氢和生理盐水通过乳胶管先后冲洗脓腔。3～5 天后，冲洗液清亮且无絮状坏死物时，去除乳胶管，换凡士林纱条引流。

十、低位切开、高位乳胶管引流术术后如何处理？

答：术后需每日换药，换药时使用 1.5% 过氧化氢和生理盐水经乳胶管先后冲洗脓腔。换药 3 ~ 5 天后，如冲洗液清亮且无絮状坏死物或乳胶管向外顶出时，根据高位脓腔深浅，自顶端剪短乳胶管或直接拆除，剪短后将乳胶管重新置于病灶内，一般 7 天左右可拆除。拆除乳胶管后肛门镜下换药，用生理盐水冲洗脓腔，再将凡士林纱条沿切口置于肠腔内，纱条上端需超过脓腔顶端。

十一、黏膜下脓肿术后如何换药?

答：术后换药时需在肛门镜下使用生理盐水冲洗病灶，冲洗后将凡士林纱条沿切口置于肠腔内，纱条上端需超过脓腔顶端。

十二、行肛瘘切开术时为何不将病灶内的所有坏死组织全部切除?

答：全部切除会造成较大的手术切口，使疼痛加重、愈合缓慢，且易形成瘢痕沟，影响肛门外观和功能。切除部分坏死组织和瘘管，使切口引流通畅，术后坏死组织会逐渐液化排出，不影响创口的正常愈合。

十三、肛瘘主灶切开、对口引流术术后如何处理?

答：术后需每日换药，换药时使用 1.5% 过氧化氢和生理盐水先后冲洗病灶。3 ~ 5 天后，冲洗液清亮且无絮状坏死物时，去除橡皮条，换凡士林纱条引流。引流切口无分泌物流出后，仅将凡士林纱条置于主灶切口处引流即可。

十四、半马蹄形肛瘘如何选择术式?

答: 半马蹄形肛瘘瘘管较短，远端止于截石位 7、8 点或 4、5 点，未达 9 点或 3 点时，首选弧形切开术; 远端达到或超过 9 点或 3 点时，应选择主灶切开、对口引流术，手术切口较小。

十五、高位肛瘘低位切开、高位乳胶管引流术术后如何处理?

答: 术后需每日换药，换药时经乳胶管冲洗高位病灶。换药 3~5 天后，如冲洗液清亮且无絮状坏死物或乳胶管向外顶出时，根据高位病灶深浅，自顶端剪短乳胶管或直接拆除，剪短后将乳胶管重新置于病灶内，一般 7 天左右可拆除。拆管后肛门镜下换药，冲洗病灶，再将凡士林纱条沿切口置于肠腔内，纱条上端超过高位病灶顶端。

十六、肛门直肠狭窄术后如何处理?

答: 术后嘱患者正常饮食，适量增加主食进食量，排成形大便，每日便后换药。换药时冲洗病灶，并将油纱条缠绕于胶管，置于直肠或肛管狭窄处支撑。

十七、直肠黏膜内脱垂的注射方法和内痔的注射方法有何不同？

答：一是注射部位不同。治疗直肠黏膜内脱垂时，要将药物注射到黏膜下层，使其与肌层发生粘连；治疗内痔时，要将药物注射到痔核内，使内痔收敛萎缩。二是注射顺序不同。前者为自上而下，即按照自肛门远端向近端的顺序注射；后者是按照内痔的大小，先小后大注射。三是注射给药方法不完全相同。虽都需退针给药，但前者是触碰针尖肌层、遇抵抗感后退针给药；后者是向内痔隆起中心区域注药后黏膜呈现均匀隆起时，再退针给药。

十八、黏膜下肛瘘术后如何换药？

答：换药需在肛门镜下进行，冲洗病灶，将引流条置于肠腔内，超过病灶顶端。

第四章 安氏疗法手术图选

案例一 安痔注射术（1）

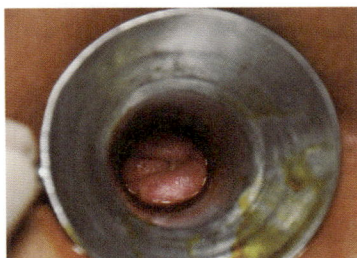
碘伏消毒后，肛门镜下暴露内痔

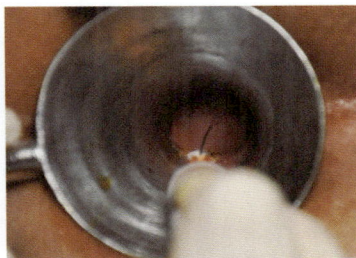
从小到大依次注射

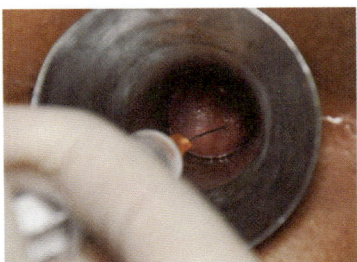
注射量以痔核饱满充盈、黏膜呈淡粉色为度

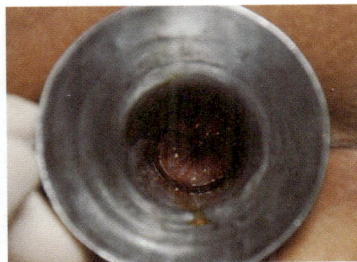
注射10分钟后，可见内痔已萎缩、肠腔显露

图 4-1 安痔注射术（1）

案例二　安痔注射术（2）

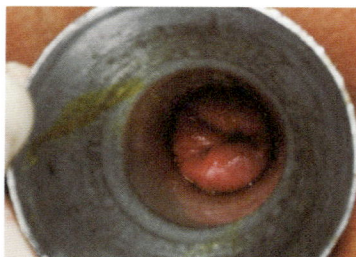

碘伏消毒后，肛门镜下暴露内痔

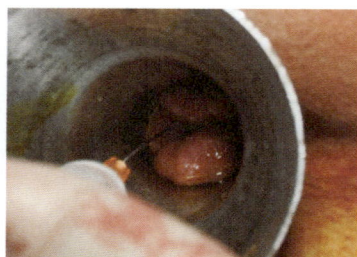

从小到大依次注射

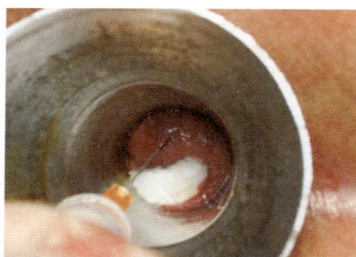

肠腔内填塞棉球以协助暴露内痔

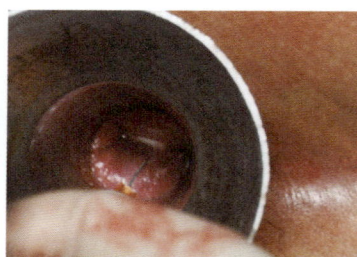

注射量以痔核饱满充盈、黏膜呈
淡粉色为度

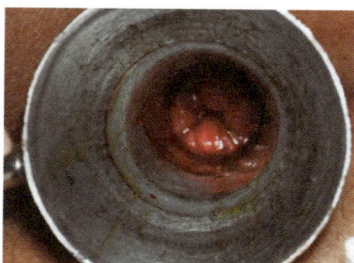

注射 10 分钟后，可见内痔已萎缩、肠腔显露

图 4－2　安痔注射术（2）

案例三 安氏改良外剥内扎术（1）

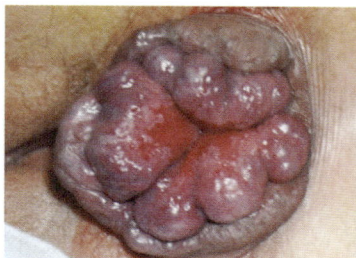

环状混合痔，根据内痔大小可将截石
位 1、5、10 点作为外剥内扎分界线

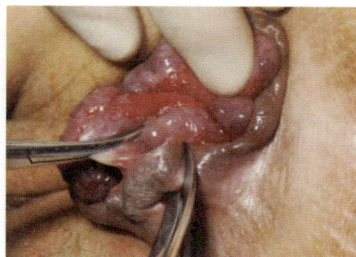

剥离 6~9 点位外痔

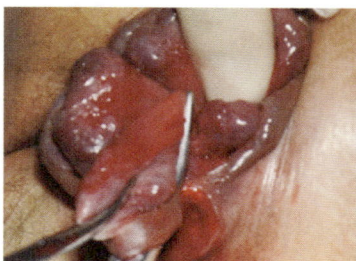

钳夹内痔

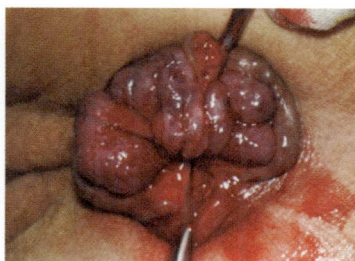

结扎内痔

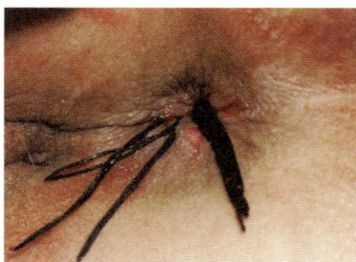

保留长线头，术后局部外观

图 4-3 安氏改良外剥内扎术（1）

案例四　安氏改良外剥内扎术（2）

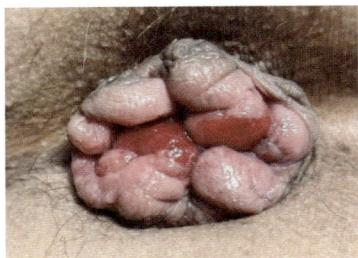

环状混合痔术前外观　　　　　　环状混合痔术后外观

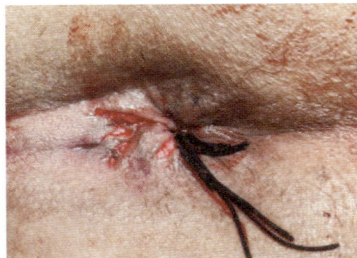

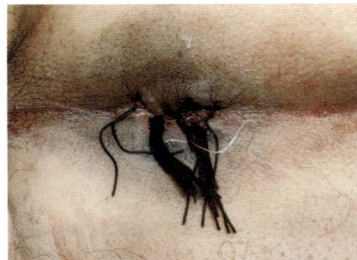

图 4 - 4　安氏改良外剥内扎术（2）

案例五　安氏改良外剥内扎术（3）

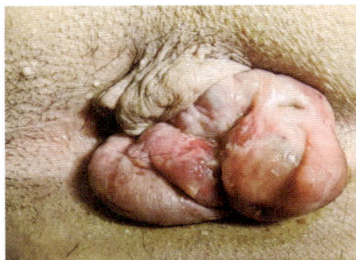

环状混合痔术前外观　　　　　　环状混合痔术后外观

图 4 - 5　安氏改良外剥内扎术（3）

案例六　肛裂切除、内括约肌松解术（1）

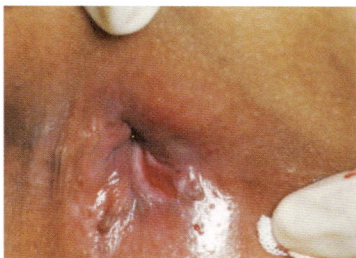

麻醉后见肛裂口，伴哨兵痔形成

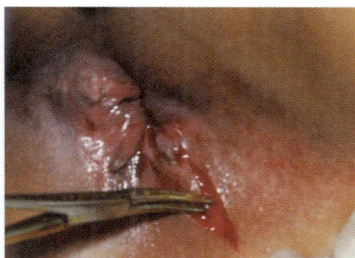

做放射状梭形切口，将游离皮肤
连同哨兵痔一并切除

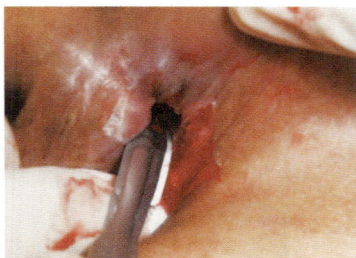

肛门狭窄明显，切开纤维化的
内括约肌下缘

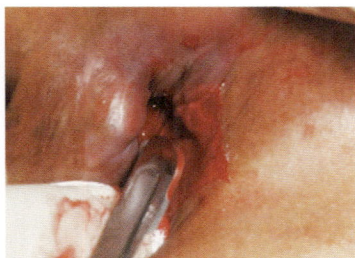

切开后可见肛门明显变大

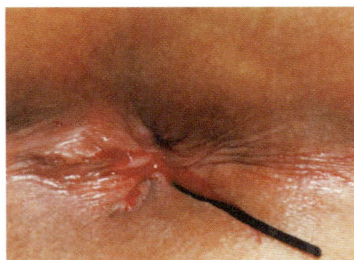

术后外观

图 4 - 6　肛裂切除、内括约肌松解术（1）

案例七　肛裂切除、内括约肌松解术（2）

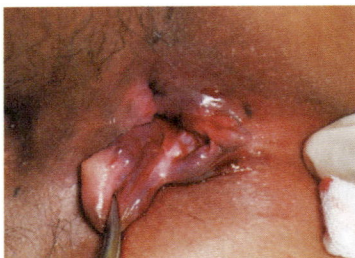

肛裂三联征（肥大肛乳头、
陈旧裂口和哨兵痔）

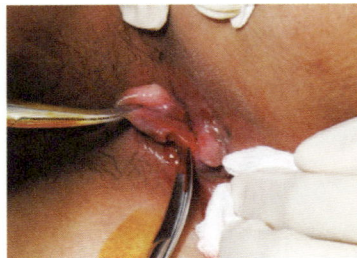

切除增生肥大的肛乳头

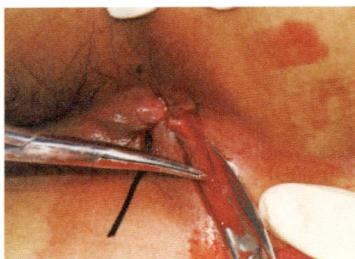

切除外痔并在 7 点位做放射状梭形
切口，剪除游离皮肤

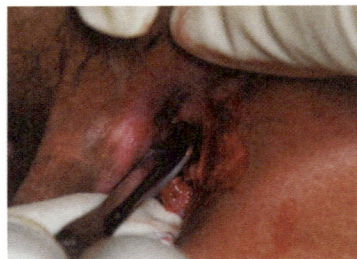

松解内括约肌下缘，解除肛门狭窄

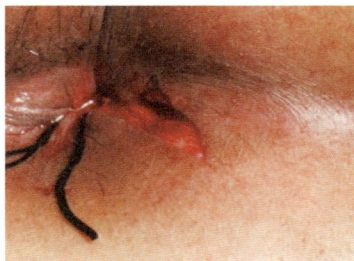

术后外观

图 4-7　肛裂切除、内括约肌松解术（2）

案例八 肛周脓肿主灶切开、对口引流术

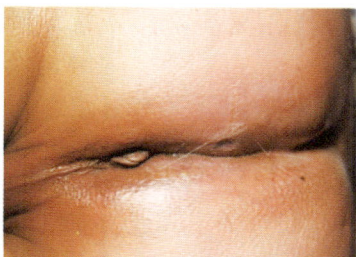

全马蹄形肛周脓肿，肛周红肿不明显

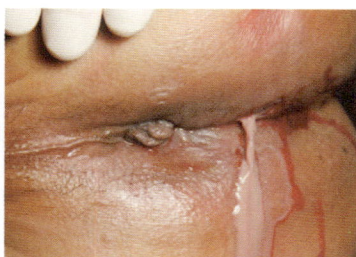

术中在 5 点位皮肤较薄部位切开排脓

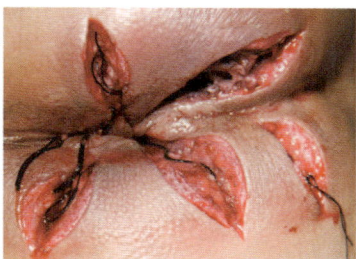

排脓后，在 7 点位做主灶切口以切开内口，其余为引流切口

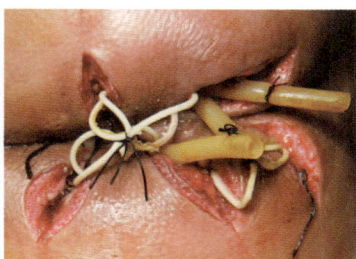

切口间使用橡皮条或乳胶管首尾固定引流，高位脓腔置乳胶管引流

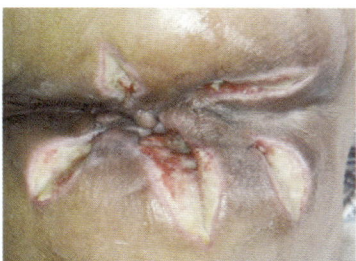

术后第 10 天，拆除橡皮条和乳胶管后局部外观

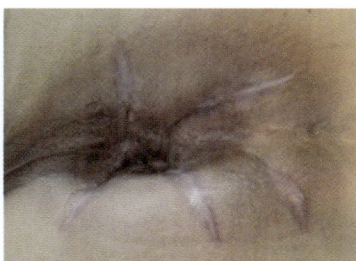

术后 45 天局部外观，已完全愈合

图 4-8 肛周脓肿主灶切开、对口引流术

案例九　高位肛周脓肿低位切开、高位乳胶管引流术

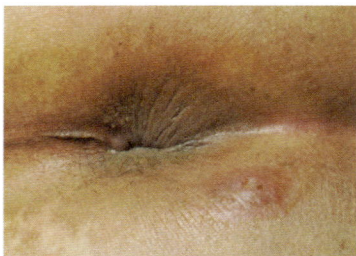

高位肛周脓肿，肛周 7 点位略红肿

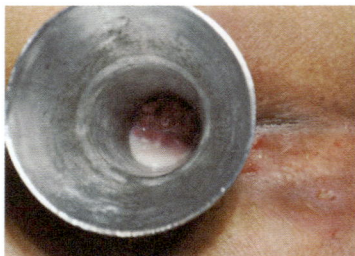

肛门镜下查看内口时，因压力较高，
脓液自内口溢出

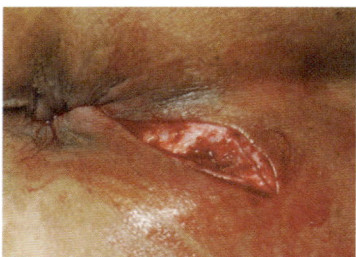

术中在 7 点位做放射状梭形切口，
切除游离皮肤后见坏死组织

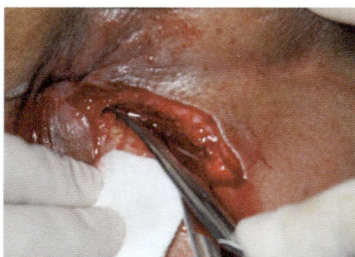

排脓后沿坏死组织将低位脓腔切开

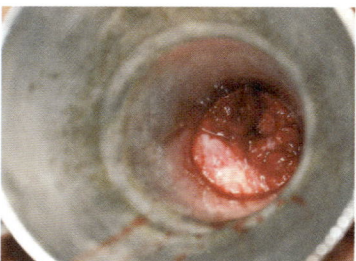

镜下查看高位病灶，可见坏死组织

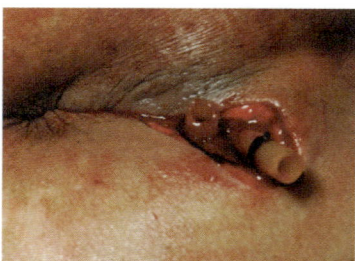

自 7 点位切口向高位病灶内置乳胶管
并固定，使引流通畅

图 4－9　高位肛周脓肿低位切开、高位乳胶管引流术

案例十　复杂性肛瘘主灶切开、对口引流术

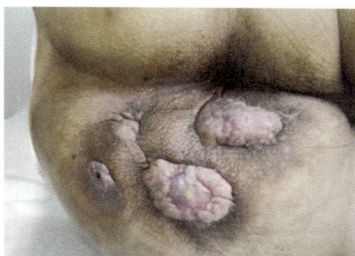

复性杂肛瘘（1），外口处见
炎性组织增生

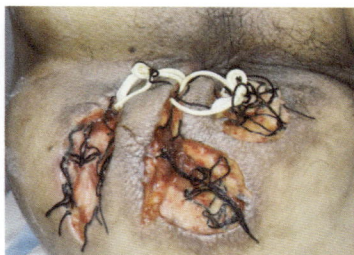

切除外口处炎性组织，中间的
主灶切口与两侧引流切口相通，
分别使用橡皮条引流

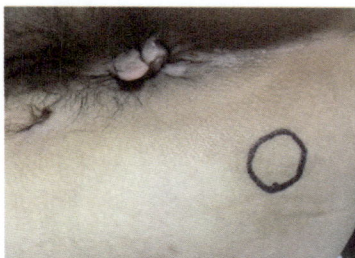

复杂性肛瘘（2），主瘘管内口位于6点位，
主瘘管走行至圆圈硬结处，支瘘管
与主瘘管相连，外口位于11点位

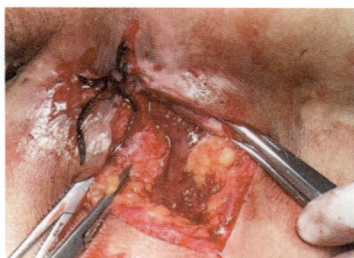

切开主瘘管后见瘘管内坏死组织

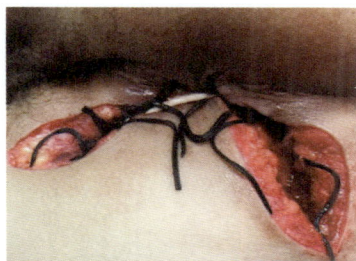

在支瘘管外口处做放射状引流切口，
两切口间置橡皮条引流

图4-10　复杂性肛瘘主灶切开、对口引流术

案例十一 半马蹄形肛瘘弧形切开术

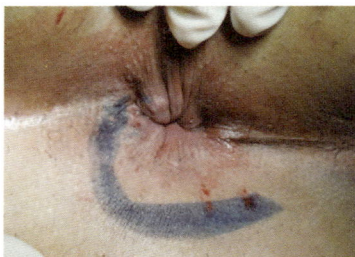

瘘管自 6 点位绕肛门走行至 2 点位

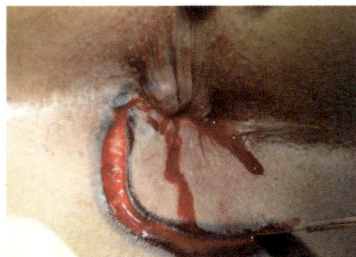

术中沿瘘管走行切开

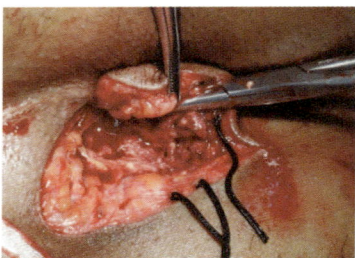

切开瘘管管壁后可见坏死组织

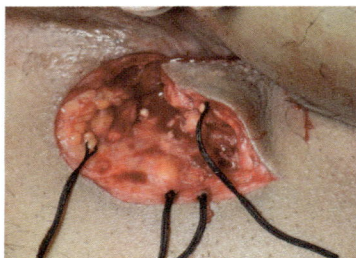

术后切口外观

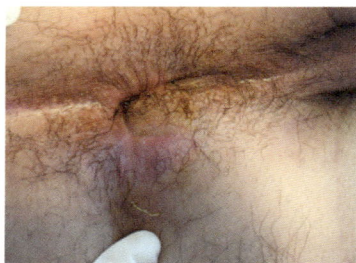

完全愈合后局部外观

图 4 – 11 半马蹄形肛瘘弧形切开术

案例十二 高位肛瘘低位切开、高位乳胶管引流术（1）

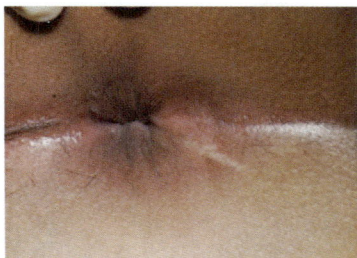

术前可见高位脓肿引流切口愈合后瘢痕

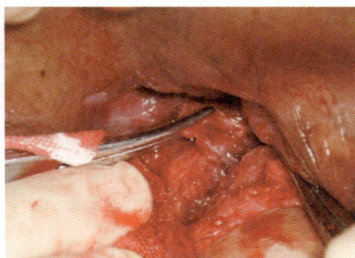

术中切开低位瘘管后可见坏死组织

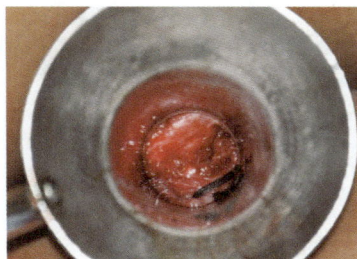

部分切开高位病灶，镜下见坏死组织

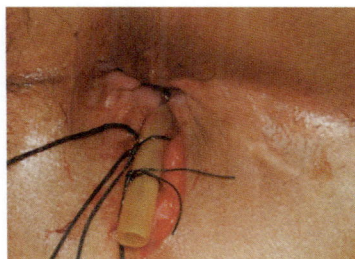

向高位病灶未切开部分置入
乳胶管，固定

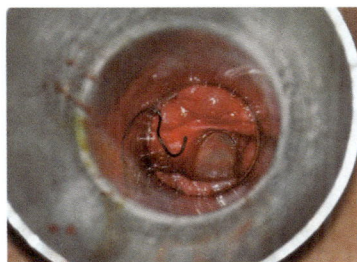

肛镜下见乳胶管置入未完全切开
的高位病灶内

图 4 – 12 高位肛瘘低位切开、高位乳胶管引流术（1）

案例十三　高位肛瘘低位切开、高位乳胶管引流术（2）

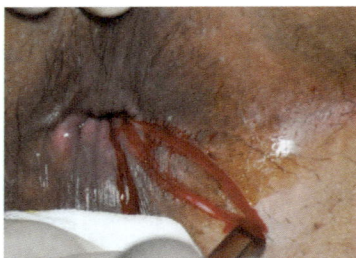

6 点位高位肛瘘，无低位瘘管，
在 7 点位做放射状梭形切口

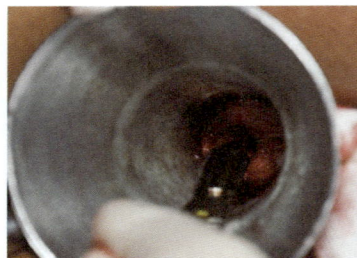

切开至齿线内口处，见坏死组织，
沿坏死组织向上切开

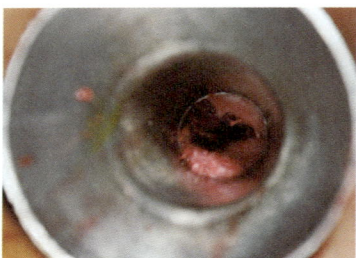

部分切开后的高位病灶

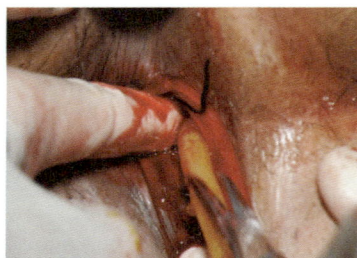

置入乳胶管

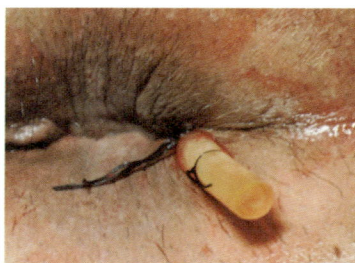

固定乳胶管

图 4 - 13　高位肛瘘低位切开、高位乳胶管引流术（2）

案例十四、直肠脱垂近心端结扎、瘢痕固定、芍倍注射液注射术

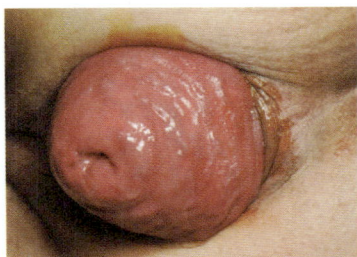

Ⅲ度直肠脱垂完全脱出后外观

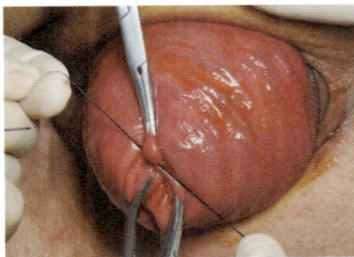

用丝线结扎固定脱垂段近心端

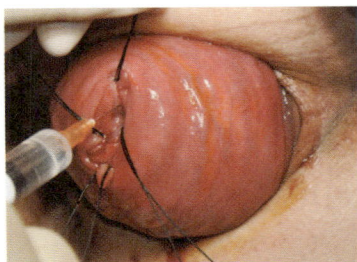

向未翻出的肠腔黏膜固有层和
肠肌层间注射芍倍注射液

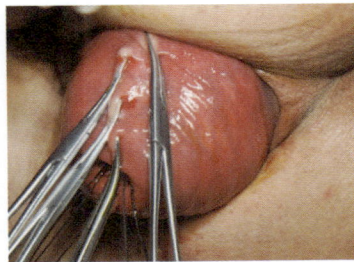

纵行结扎（1）

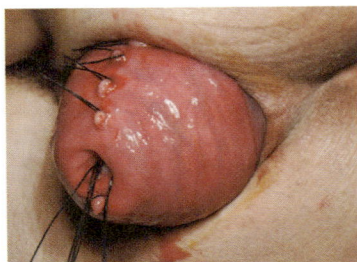

纵行结扎（2）

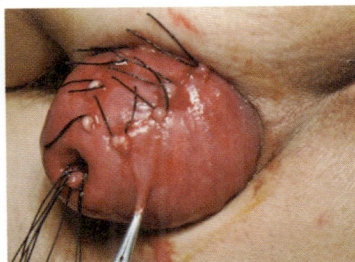

纵行结扎后结扎点均匀分布于脱垂段

图4－14　直肠脱垂近心端结扎、瘢痕固定、芍倍注射液注射术

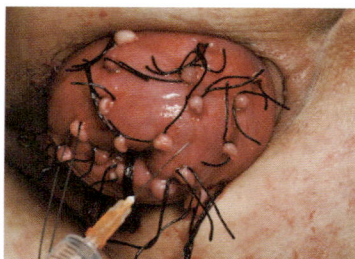

每两纵行结扎点之间，自脱垂段顶端
起至底部，注射芍倍注射液

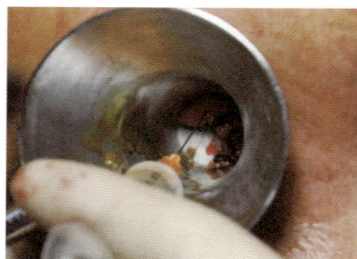

脱垂段还纳后肛门镜下补充注射

图 4 - 14　直肠脱垂近心端结扎、瘢痕固定、芍倍注射液注射术（续）

案例十五、直肠黏膜脱垂注射术

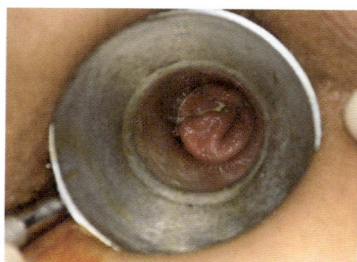

注射前查看需注射的部位并充分暴露

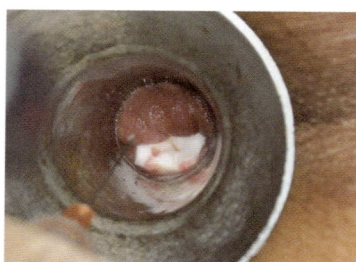

将棉球塞入肠腔以协助充分暴露注射部位

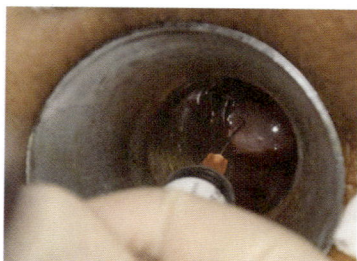

注射量以饱满为度

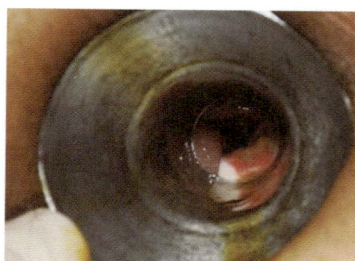

注射完毕后肠腔可见

图 4 - 15　直肠黏膜脱垂注射术

第五章　临证经验集粹

一、功能性便秘

便秘一词最早见于明代《广嗣纪要》，而更早的《黄帝内经·素问》中"后不利""大便难"，汉代张仲景《伤寒杂病论》中"阳结""阴结""不更衣""脾约"等均为便秘的别称。《诸病源候论》记载"大便难者，由五脏不调，阴阳偏有虚实，谓三焦不和，则冷热并结故也"，可见巢元方认为五脏不调是便秘的病因。唐代孙思邈《备急千金要方》中称之为"秘涩"，并设专篇论述；宋代《类证活人书》中称之为"大便秘"；元代《丹溪心法》称之为"燥结"。明代《景岳全书》记载"凡下焦阳虚则阳气不行，阳气不行，则不能传送。而阴凝于下，此阳虚而阴结也"，可见张景岳认为阳气虚与便秘发病亦有密切关系。《医学正传·秘结论》中记载"肾主五液，故肾实则津液足而大便滋润，肾虚则津液竭而大便干燥"，可见虞抟认为肾与便秘发病密不可分。清代《石室秘录》"大便闭结……肺燥则清肃之气不能下行于大肠"，指出了便秘与肺的关系。综上可见，国内历代医家对便秘病因病机的认识在不断进步，且逐步形成系统化的诊疗。

（一）病因病机分析

便秘的病因如下。①饮食因素。食肥甘厚味、辛辣醇酒，致胃肠积热，津液耗伤，燥热内结肠道；饮食、饮水不足，致水谷精微化源不足，肠道津液不足。②情志因素。或忧愁思虑，或郁怒伤肝，致七情内伤，气机郁滞，大肠传导失司，粪便久留大肠；气郁不解，化火伤津，肠道失润，大便干结。③劳逸过度。久坐少动，好逸恶劳，致意志消沉，体力下降，脏腑失调，胃肠气机呆滞，大肠传导失职；熬夜用脑，阴血耗伤，中气受损，肠道失去濡养，且气虚传导无力；房劳过度，肾精亏损，肠道干涩。④正气亏虚。过汗过下，或失血久病，阴津受损，血虚而大肠失荣，排便艰难；素体阳虚，或久病损耗，阳气不运，阴寒内盛，津液不行，大肠传导失常。

便秘病位在大肠，与肾、肝、肺三脏关系密切，与脏腑功能失调有关。多见于年老体衰、饮食不节、久病体虚者，以慢性发病为主。病性为实证、虚证、虚实夹杂证。病势初起时，主要由其他脏腑失调影响大肠，久病则大肠传导失司，肠道津液耗伤，反而影响其他脏腑。其转化起初多实证，以肠道积热、气机郁滞为主；病情发展，气耗津伤，多虚实夹杂证；久病后气血不足，阳虚阴寒内生，则为虚证。

安阿玥教授认为，诊断及治疗便秘，不能单纯、生硬地照搬国外标准，应根据我国的人群体质、饮食、地域、气候等因素，灵活运用，进一步制订适合国内人群的诊疗方案。比如，临床上部分患者有长期3日以上排一次便的习惯，但无排便困难，肛门直肠没有阻塞感，虽也会有大便硬，但不应诊断为便秘。便秘的诊疗应注意因人而异、因时而异、因地而异。同时便秘的分析更应注意现代饮食习惯与古代的差异，改革开放以来，随着居民收入水平、生活水平的提高，我国居民的饮食结构、种类、习惯变化明显，这些都是在临床中不容忽视的问题。

1. 安阿玥教授对病因的认识

（1）食饮化瘀

自改革开放以来，我国居民的饮食习惯发生了巨大的变化，肥甘厚味已经成了很多人的饮食常态。由于长期过食肥甘厚味，或少劳久卧，致运化失司，气血生化乏源，气虚推动不足，血液瘀滞，气虚肠道亦推动乏力，血瘀致肠道津血不足，不能濡润肠腔内外，最终导致大便秘结，排便困难。水谷精微运化失司，津液生成减少，输布受阻，反化为痰湿，进一步阻碍气机运行，造成血瘀、便秘加重。

（2）劳少气滞

人群中脑力劳动者增多，久坐少动是很多人工作、生活的常态，加之用脑过度，长期熬夜，动静失调，气机失常，脏腑失调，导致便秘。工作节奏快、加班、熬夜，容易耗伤气阴；生活压力大，肝气郁结，气机升降失调，多发气滞气结；运动及活动不足，阳气不得宣发，阴液不得输布，阴阳失调；饮食多肥甘厚味、辛辣刺激，更易化湿生痰，化火酿毒。

2. 安阿玥教授对病机的认识

安阿玥教授提出，气虚血瘀为当前社会环境下功能性便秘的主要病机。常见的便秘辨证，多责之于脏腑失调，而对气血与便秘发病机制的关系的深入认识相对较少。《灵枢·决气》说："上焦开发，宣五谷味，熏肤、充身、泽毛，若雾露之溉，是谓气；中焦受气取汁，变化而赤，是谓血。"《素问·调经论》说："人之所有者，血与气耳。"可见气血是人体生命之根本。气血运行通畅，则脏腑阳气得以温煦，阴精得以滋养，阴阳既济，精神乃形。气血运行紊乱，则脏腑功能失调，百病由生。

气虚血瘀型便秘患者多见于肥胖、高血压、高脂血症等人群。此类患者体内脂肪、糖类或蛋白质类营养物质过剩，逐渐堆积，属津液营分。津液具有滋润和濡养作用，其代谢与气血运行相辅相成，密不可分。气对津液的生成、输布和排泄，起到了气化、温煦、推动与固摄的作用，而气在体内的存在，又需依附于津液。血与津液，皆为水谷精气所化生，津液又是血的组成部分，二者关系密切，故有"津血同源"之说。在病理变化中，血与津液相互影响，如津液亡脱，必然影响血的生化补充，出现阴血亏损的证候；反之，大量失血，亦可出现津液不足、口渴、尿少的证候。故《灵枢·营卫生会》有"夺血者无汗，夺汗者无血"之说。血瘀与气虚是相互影响的，血液的运行有赖于气机的推动和固摄。《血证论》曰："运血者，气也。"气虚则推动无力，导致血液运行迟缓，血液留滞脉内，瘀阻脉络。气虚固摄乏力，造成血液运行失司，血溢脉外，形成五脏或三焦之瘀血。瘀血为有形之邪，易阻滞气机，而气滞更加重血瘀。血瘀日久化热，瘀热互结，耗伤气机，导致原本的气虚加重。血瘀与血虚亦互为因果，瘀血损耗，致血量减少，日久则为血虚。血虚则气化乏源，进一步导致气虚，气虚推动无力，加重血瘀。故而气虚、血瘀、血虚、气滞，互相影响，互为因果。

（二）辨证论治

1. 气虚血瘀，经脉痹阻型

此型多见于肥胖或高血压、高脂血症等慢性病的患者，症见：排便困难，神疲乏力，舌质暗有瘀斑，舌下脉络瘀曲，脉细涩无力。针对此型便秘，安阿玥教授创制经验方"益气养血通便方"，治则及方药加减如下。治则：益气养血，祛瘀通便。方药：生黄芪30 g、当归10 g、赤芍10 g、川芎12 g、火麻仁10 g、桃仁15 g、红花9 g、生地黄15 g、炙甘草9 g。

方解：结合患者症状辨证，气虚应为本，血瘀为标，为本虚标实之证。故当以补气为本，兼以活血，重用补气药，配伍少量活血药，方能起到补气而不壅滞、活血而不伤正，标本兼顾的效果。故而本方重用生黄芪为君药，黄芪有补气升阳、益卫固表、利水消肿、生津养血、行滞通痹的作用。本方取黄芪益气通滞、生津养血的作用，当效果不明显时，可进一步增加至 60 g 或更多。当归功专补血，气轻而辛，又能行血，补中有动，行中有补，为血中之气药，有补血活血、润肠通便之效，更有化瘀不伤血之妙，是为臣药，血瘀为标，故当归量不宜多。二者组成药对，在配伍原则上为气血同治，具有益气生血、益气摄血、益气养血活血的作用。血虚明显的患者，黄芪应重用至当归量的 5 倍；血瘀明显、血虚尚未出现的患者，应重用当归，黄芪当归比为 2∶1 或 3∶1 即可。药理研究表明，黄芪、当归药对在 5∶1 配伍时，益气生血效果更显著。同时佐以赤芍、川芎、桃仁、红花以活血通络；生地黄、火麻仁补肝肾，润肠通便，亦为佐药。生地黄、赤芍药性偏凉，入血分，兼有凉血作用，可制约黄芪、川芎等辛燥之性。以炙甘草益气通阳，调和诸药。

随证加减：脾虚者，可加党参、白术以健脾益气；痰多者，可加半夏以化痰；下肢酸软者，可加何首乌、牛膝、杜仲以补益肝肾；阳虚寒者，可加桂枝、肉苁蓉以温补肾阳；瘀斑瘀点重，甚有刺痛者，加王不留行、泽兰以活血化瘀通络；血瘀化热或肝热者，加川楝子以行气泻热；大便干涩者，火麻仁可加至 30 g，以润肠通便。

本方为补阳还五汤化裁而来，以补气为主，化瘀为辅，令气旺血行，肠道气血调畅而有所濡养，传导之功自复，便秘得解。

2. 肺失宣降，大肠津亏型

此型主要见于青壮年及久坐者。症见：大便干结难下，可见咳嗽、痰多，舌质暗、苔白厚干，脉细滑或细弦。治则：宣肺和血，润肠通便。方药：杏仁 15 g、牛膝 15 g、桔梗 12 g、桃仁 15 g、当归 20 g、玉竹 10 g、火麻仁 15 g、生地黄 15 g、甘草 9 g。

方解：该证型以肠道津亏燥结、肺失宣降为主要矛盾，方中以杏仁、桔梗宣降肺气，以玉竹、火麻仁、生地黄增液生津，濡润肠道；由于肺朝百脉助心行血，肺失清肃，必然影响到血液的正常运行，方中以桃仁活血化瘀，当归养血活血，一补一活谓之和，且二药兼具润肠通便之效；牛膝引药下行；甘草调和诸药。综观全方，以通降为主，通降中寓升提，以滋阴养血为主，养血中寓活血，相反相成，动静结合。

3. 肝肾阴虚，津亏肠燥型

此型主要见于老年人或形体消瘦、精神衰弱者。症见：大便干燥，排便无力，舌红少苔、少津，甚可见裂纹，脉细弱或弦细。治则：滋补肝肾，润肠通便。方药：南沙参 15 g、麦冬 15 g、生地黄 20 g、石斛 12 g、火麻仁 15 g、当归 12 g、枸杞子 15 g、肉苁蓉 15 g、川楝子 9 g、黄芪 40 g、川芎 10 g、木香 9 g、甘草 9 g。

方解：该证型以肝肾亏虚、阴液不足为本，津亏肠燥、腑气不通为标。方中以南沙参、麦冬、石斛、生地黄、火麻仁滋阴润燥；枸杞子、当归、肉苁蓉滋补肝肾，养血润燥；黄芪、甘草益气健脾，木香醒脾运脾，一则补后天以养先天，二则助脾气健运，可防滋阴药助湿生痰；川楝子、川芎疏肝解郁、助肝之用，当归、枸杞子养肝之体。

（4）肝郁脾虚，肠燥津亏型

此型多见于更年期女性或肝气不舒、月经不调者。症见：便秘，脘闷，腹胀，纳呆，胁肋胀痛，舌质暗、苔腻少津，脉弦细或弦滑等。治则：疏肝健脾，润肠通便。方药：当归20 g、赤芍 20 g、白芍 20 g、柴胡 9 g、麸炒白术 9 g、干姜 9 g、火麻仁 15 g、何首乌 10 g、生地黄 20 g、玉竹 10 g、炙甘草 9 g。

方解：该证型以肝气郁结、肝郁脾虚为主。肝为刚脏，体阴用阳。方中以当归、赤芍、白芍、何首乌养肝柔肝；柴胡疏肝解郁；麸炒白术、炙甘草、干姜益气健脾，温运中阳，使清阳升浊阴降，水谷精微得以布化。生地黄、玉竹、火麻仁生津润燥，取增水行舟之意。方中白芍与炙甘草同用，酸甘化阴；炙甘草与干姜同用，辛甘养阳。全方疏肝行气无刚燥之弊，滋阴润肠无助湿之虞。

（三）用药特点

1. 补而不滞，滋而不腻

例如，对肝肾阴虚，津亏肠燥型便秘，应用南沙参、麦冬、生地黄、石斛等甘寒养阴之品，同时在方中加用当归、川芎、木香辛润养血活血、行气化湿，性质偏温、偏于行散的药物，既有利于宣散津液，发挥其濡润作用，又可防止滋阴药助湿生痰。安阿玥教授常说："见阴虚只知一味滋阴，通常难以取效，这主要是因为滋阴药通常药性滋腻，要发挥滋养作用，必须得到宣散敷布，这时在大队的滋阴药中加入一些行气、化湿、温阳等药性偏温的药物有助于取得更好的滋阴效果。单纯滋阴好比'一潭死水'，只有通过阳光的蒸腾化为雨露，方可润泽万物。"

2. 阴阳相配，相反相成

例如，对肺失宣降、大肠津亏型便秘，应用杏仁、牛膝等有助于肺气肃降、引药下行，同时加用桔梗，于通降中寓升提，看似矛盾，但仔细思考，桔梗药性偏走上焦，可使清阳升，心肺有所养，有益于肺脏肃降之功，且桔梗具有化痰之效，有助于肺脏恢复清肃之性。再如对肝肾阴虚、津亏肠燥型便秘，应用南沙参、麦冬、生地黄、石斛等药性偏于甘寒而主静的药物，辅以木香、川楝子、川芎、当归等药性偏温、偏于行散的药物，阴阳相配，静中寓动。

3. 药简力专，主次有秩

安阿玥教授处方多控制在 10 味药左右，针对疾病主要矛盾的药物用量较大。例如，对气虚血瘀，经脉痹阻型便秘，黄芪用量 30 g，甚至更多，而其他活血药控制在 10 g 左右，这样既可益气行血化瘀，又可防止化瘀之品伤血伤气。

二、肛肠疾病术后创面愈合缓慢

手术治疗肛肠疾病时，安阿玥教授以损伤最小化和治愈最大化为基本原则。但由于肛周持续存在粪便、细菌污染等因素，且术后排便刺激创面，愈合速度远不及其他部位创面。有的患者病程较长，病变范围较为深广，病程日久，暗耗气血而成虚，久病入络而成瘀。例如高位肛瘘和马蹄形肛瘘等，术后创面深、范围大，愈合周期较一般肛瘘患者长。安阿玥教授通旧学、融新知，具有广博的中西医理论知识，不仅重视手术方法的创新和改进，还强调术后辨证应用中药对于改善患者临床症状、促进创面愈合具有独特的特色和优势。辨证应用中药内服，旨在"补已虚之气血、清未尽之湿热、散结聚之瘀毒"。

现将安阿玥教授利用中医药治疗肛肠术后创面愈合缓慢的经验总结如下。

（一）益气养血，敛疮生肌

人体各组织均受气血滋润与濡养，术后创面修复也有赖于气的推动和血的营养，气血的"盈、虚、通、滞"与术后创面愈合的质量和速度密切相关。手术属"金刃之伤"，耗气伤血在所难免，加之部分患者病程长导致气血暗耗、气随血脱或饮食、休息欠佳，气血得不到有效补充，均可导致患者气血亏虚，进而出现创面愈合缓慢的情况。换药时可见到肉芽组织生长缓慢，创面颜色粉红，新生肉芽组织薄弱，患者神疲、纳差、少气懒言，舌淡红边有齿痕、苔薄白，脉沉细弱等。当患者出现上述类似症状、体征时，安阿玥教授主要采取益气养血、敛疮生肌法化裁施治，方药组成：党参15 g，黄芪30～60 g，当归12 g，赤芍10 g，白芍10 g，麸炒白术9 g，砂仁9 g，茯苓9 g，鸡内金6 g，五味子12 g，太子参20 g，炙甘草9 g，阿胶10 g，知母10 g。方中黄芪益气健脾，托毒敛疮，可补气生血，扶助正气，托脓毒以外出；党参、太子参、白术甘温，益气健脾，与黄芪同用，加强化生气血、托毒生肌之力；茯苓淡渗利湿、砂仁芳香化湿，两药与补气药同用，既补益脾气又可使脾气得以运转，而脾为后天之本，气血生化之源；当归、阿胶、白芍、赤芍同用养血活血；白芍与赤芍一补一泻，一收一散，有相反相成的作用，白芍得赤芍之泻散，补血而不留瘀，赤芍得白芍之收补，行血而不耗血动血，且据现代药理研究，白芍、赤芍皆可止痛，对术后疼痛有缓解作用；五味子与党参、黄芪等同用，既能益气生津、补益心肾，又可宁心安神；鸡内金消食化积，健运脾胃，张锡纯认为"鸡内金为消化瘀积之要药，健补脾胃之妙品，能消脏腑之积，化经络之瘀滞"；知母苦、甘、寒，滋阴清热，与益气药同用可防生热、化燥，同养血药相伍有助于阴血化生；炙甘草益气健脾，调和诸药。若患者本身有热证表现，可酌情去太子参、阿胶、砂仁，加生地黄9 g、连翘9 g。

（二）养阴清热，和血解毒

安阿玥教授运用此方法主要针对热毒明显、阴血亏虚的患者，此类患者主要为中青年患者，年龄分布于 20～50 岁，体型偏壮实，男性居多。换药时可见创面颜色鲜红，分泌物较多，颜色发黄，质稠厚，或伴有异味，常伴有口干、口苦、大便干燥、小便短赤等热偏盛表现，舌质红少苔或苔黄腻，脉滑数或弦数。处方以四妙勇安汤合五味消毒饮化裁，方药组成：玄参 12 g，生地黄 10 g，石斛 10 g，当归 9 g，蒲公英 10 g，紫花地丁 10 g，野菊花 9 g，金银花 9 g，连翘 9 g，甘草 9 g。方中玄参、生地黄、石斛性寒味甘，滋阴清热，《神农本草经》中记载生地黄主"折跌绝筋，伤中，逐血痹，填骨髓，长肌肉，作汤除寒热积聚"；当归性温味辛，养血活血，与滋阴清热药同用，寒温并用，既补阴血之不足，又可防寒凉药物凝滞气血之弊；蒲公英、紫花地丁、野菊花、金银花、连翘清热解毒，连翘兼具散结之功，苦寒之药不可久用，以防克伐生气，热毒缓解后，应及时停用蒲公英、紫花地丁、金银花，连翘虽亦为寒凉之品，但性凉味辛，偏于行散，可待余热得以清解之后停用。随证加用相应药物以治疗其他兼证：阴虚热盛加知母 10 g；湿热明显加马齿苋 15 g；气虚加黄芪 30 g、太子参 20 g，甘草易为炙甘草；疼痛明显加延胡索 12 g、川楝子 9 g。

（三）益气养血，健脾安神

有文献报道，失眠与抑郁症具有不可分割的联系，同时还可降低人体免疫力，而情志的调畅、免疫功能的正常对肛肠病患者的术后恢复至关重要。安阿玥教授经过长期、大量的临床观察发现，睡眠对患者创面生长修复、精神状态、情绪以及疼痛敏感度影响都很大，经常失眠的患者创面颜色通常晦暗无光泽，临床表现为多梦易醒，有时甚至彻夜不眠，舌质淡红、边有齿痕或舌有裂纹，脉沉细弱。安阿玥教授对该类患者多采取益气养血、健脾安神的治疗方法。采用逍遥散合归脾汤化裁，方药组成：黄芪30 g，党参12 g，陈皮9 g，当归12 g，龙眼肉15 g，白芍9 g，白术9 g，茯神12 g，五味子9 g，炒酸枣仁30 g，炙甘草9 g，木香6 g。方中黄芪、党参、白术、茯神、陈皮、木香益气健脾，理气化湿，敛疮生肌；当归、龙眼肉养血安神；白芍酸寒，具有养血柔肝、缓急止痛的功效，其与炙甘草相配伍组成芍药甘草汤，起调和肝脾、缓急止痛的作用，对因睡眠不足导致疼痛和情绪不好的患者有调节作用；炒酸枣仁与五味子合用可养心安神，助患者改善睡眠质量。诸药合用补益气血，使心有所养、肝有所藏、神有所归，失眠好转、创面生机得以恢复。若患者气血虚弱明显，加太子参15 g、阿胶9 g；湿邪偏重者，则加入砂仁9 g、茯神改为茯苓；若虚热明显，则酌情去益气药物加地黄9 g、知母10 g；若肝肾阴虚，加女贞子12 g、墨旱莲12 g、枸杞子9 g；若失眠明显，则酌情加夜交藤9 g、生龙骨10 g、生牡蛎15 g、远志9 g。

创伤愈合一般经过3个阶段：一是局部炎症反应期，创伤面炎症细胞聚集崩解、溶解、清除坏死组织，创面渗出分泌物多；二是肉芽组织增生期，胶原纤维和新生小血管增生并逐步形成新生肉芽组织，创面湿润疼痛，容易假愈合；三是组织塑形期，新生组织重建，创面逐渐愈合。在肛肠术后创面愈合过程中，3个阶段相互交错，相辅相成，无明显分段节点，任一阶段受到影响，均可导致创面愈合缓慢。通常认为慢性难愈合创面的影响因素主要有以下几点。①压力性因素，即创面由于压力、剪切力、摩擦力或这些因素的结合导致皮下组织局部区域受损。②血运性因素，即创面微循环障碍，组织供血不足或回流受限，缺血缺氧，肉芽组织生长缓慢。③炎症性因素，即局部创伤组织炎症细胞大量聚集，炎症细胞崩解释放出的炎性因子阻碍肉芽组织生成。④非典型因素，如肿瘤性因素、血管病变、代谢性及遗传疾病等。因病变部位特殊，肛肠术后创面需旷置，属有菌创面，且具体位置、大小、深浅不一。排便、分泌物、臀部摩擦、挤压等因素，以及伴有糖尿病、贫血等疾病，均可导致术后创面愈合缓慢。

安阿玥教授认为，肛肠术后创面愈合的过程，实为"邪正交争、正胜邪退、气血渐复"的过程，湿、热、毒、瘀、虚相互影响，而术后创面愈合缓慢的主要病机应责之于"虚"，即所谓"气虚则疮顶陷，血虚则根散"。但是结合现代人群饮食结构、情志因素、环境因素等的不同，其具体证候又不局限于虚证，实证、虚实错杂的证候更为多见。鉴于证候的复杂性、多样性，安阿玥教授在临证时尤其重视辨证施治，而非单纯应用补益之法，多以滋阴清热、补益气血、健脾和胃、化瘀散结等为主要方法。在具体遣方用药中，安阿玥教授不拘泥于一证一方，如在阴虚证候中，往往使用和血解毒类药物，如当归、赤芍、苦地丁、连翘等；在热毒炽盛证候中，多加用滋阴类药物，如玄参、生地黄、麦冬等。安阿玥教授认为当归属"和血"良药，何为和血，"一补一活谓之和"，"和"指的是一种动态平衡的状态，正如《景岳全书·本草正》所言"当归，其味甘而正，故专能补血，其气轻而辛，故又能行血，补中有动，行中有补，诚血中之气药，亦血中之圣药也"，同时当归具有润燥通便作用，故非常适合肛肠术后患者。生地黄、玄参、马齿苋、赤芍均有清热之功效，适于伴实热证者。不同点在于以上 4 味药中生地黄和玄参又能养阴生津，还可用治阴虚内热、热盛津亏之证，玄参兼有散结效果，《本草经疏》谓生地黄乃"益阴血之上品"，而《药品化义》称玄参可"滋阴抑火……有清上澈下之功"，故临证之时无论是实热证还是虚热证均可配伍使用；赤芍、马齿苋分别又有凉血散瘀、凉血消肿的功效，《本草求真》谓赤芍"有散邪行血之意……能于血中活滞……能凉血逐瘀"，《本草正义》云"马齿苋，最善解痈肿热毒……又能入血破瘀"，因此实热证伴血瘀者多用以上两药。黄芪善补气生血、补气活血，遇气血不足、气虚血瘀证时多用，前者多配伍党参、当归，后者配伍川芎、红花，正如《本经逢原》载"黄芪同人参则益气，同当归则补血""黄芪，性虽温补，而能通调血脉"。

三、非特异性功能性肛门直肠疼痛

非特异性功能性肛门直肠疼痛以肛门直肠功能性疼痛为主要特征，伴局部灼热、异物感、坠胀感等自觉症状。发作时间数日至数月、数年不等，治疗难度较大，严重影响生活质量。有报道称近年来本病发病率有上升趋势，发病年龄多在 40~70 岁，女性多于男性，但国外也有资料显示，男性和女性在发病率上没有明显差异。现代医学对本病的发病机制尚不完全明确，缺乏系统的研究，一般将其归属于神经障碍或精神心理疾病范畴，治疗从本质上讲仍然属于实验性。常用治疗方法有电刺激疗法、生物反馈疗法等，口服药物则以改善循环、抗抑郁为主。在中医学理论体系中，本病属"肠郁""痛证"等范畴，现将安阿玥教授治疗本病的主要经验介绍如下。

（一）病因病机分析

非特异性功能性肛门直肠疼痛以肛门直肠功能性疼痛为主要表现。其发病部位在肛门直肠，属于中医学"魄门"疾患。"魄门"相关论述首见于《素问·五脏别论》，其中"魄门亦为五脏使"明确指出魄门与五脏有密切关系。在生理上，魄门功能正常依赖五脏的功能协调，如心神的主宰、肝气的条达、脾胃的升降、肺气的宣肃、肾气的固摄，方能不失常度，行使排泄糟粕、浊气的职能。在病理上，魄门功能、感觉等异常也由五脏功能异常引起，是五脏病理变化的直观反映。如

《血证论》曰："魄门之病，有由中气下陷，湿热下注者；有由肺经遗热，传于大肠者；有由肾经阴虚，不能润肠者；有由肝经血热，渗漏魄门者，乃大肠之滞与各脏腑相连之义也。"因此安阿玥教授强调非特异性功能性肛门直肠疼痛虽为魄门之病变，但主要与五脏相关，并尤以肝、脾、肾三脏关系密切。他认为肝、脾、肾功能失调则为致病关键，主要表现为脾胃虚弱、肝气郁滞、肝肾阴虚等。另外，本病还与气、血相关。气和血广泛分布、运行于各个脏腑形窍乃至全身，是构成人体和维持生命活动的基本物质。各组织器官的正常生理活动，依靠气和血的温煦、濡润、滋养而得以维系。若气血亏虚，不能濡养肛门、直肠，则可发为疼痛，即"不荣则痛"；若气虚、气滞，气不助血运行，血行迟滞或血溢脉外而停蓄体内，则形成瘀血，瘀血阻碍气机，又使肛门、直肠经络气血运行不畅，亦可发为疼痛，即"不通则痛"。因此，安阿玥教授认为本病病机总属气血亏虚不能荣养、瘀血内停闭阻脉络，此亦为发病之本，发病时以二者其一为主或两者并重。

（二）辨证论治

基于以上对于非特异性功能性肛门直肠疼痛中医学病因病机的认识，安阿玥教授治疗时主要从气、血着手，强调气血同调，同时注重健脾胃、疏肝气、补肝肾，以资生气血、通畅经脉、调和脏腑，从而达到整体治疗、标本兼治的目的。因气血亏虚、瘀血阻络是致病之本，故强调补益气血、活血祛瘀、通络之法应贯穿于治疗始终。具体临证之时，以一方为主，随症加减变化，但同时应辨清证候，紧守病机，注重整体调节、探究病源、顾护五脏，临证时因时、因地、因人制宜，注意脏腑之间通过阴阳、五行等方面构成的内在联系。

1. 气血亏虚，瘀阻脉络型

法随证立，方从法出，针对主要病机，安阿玥教授以补阳还五汤为基础方化裁，自拟益气养血、祛瘀通络经验方。具体药物组成如下：生黄芪60 g、白术10 g、山药10 g、当归12 g、川芎9 g、地龙3 g、桃仁6 g、红花6 g、炙甘草6 g。方中生黄芪为补气之要药，大补脾胃元气，可助脾胃运化之功能得复，且具补气生血、补气行滞之效，祛瘀而不伤正，并助诸药之力，重用为君药；白术、山药亦具有益气之功效，两者相须为用，共助君药补气而不伤正，为臣药；当归为补血圣药，与黄芪1∶5共用，乃取当归补血汤（《内外伤辨惑论》）之意，加强益气养血之效，当归分为当归身、当归尾和全当归，当归身善补血，当归尾善活血，全当归兼具二者之功效，本方中当取全当归为佳，养血活血，有祛瘀而不伤好血之妙，亦为臣药；川芎乃"血中之气药"，既能活血祛瘀以通脉，又能行气化滞以止痛，地龙可通经活络，桃仁、红花活血祛瘀止痛，共为佐助之药；炙甘草调和诸药，缓急止痛，兼具补虚之效。诸药配伍，动静结合，补而不滞、活血不伤正，可使气血旺、瘀血祛、经络通。

2. 脾胃虚弱型

《严氏济生方·呕吐论治》云："盖胃受水谷，脾主运化，生血生气，以充四体者也。"脾胃乃后天之本、气血生化之源，具有把饮食水谷运化为气血精微，并将其吸收、转输以滋养脏腑及全身的生理功能。以脾胃虚弱、气血乏源为主要致病因素的非特异性功能性肛门直肠疼痛，多表现为隐痛、空痛、绵绵作痛等虚证疼痛，动则加重，或伴有刺痛、肛门下坠感等。临证所见其他表现还包括食少纳呆、腹胀便溏、少气懒言、神疲乏力，或自汗、心悸头晕，面色萎黄，精神不振，伴舌质淡白或暗，边有齿痕，脉细弱或涩等。

此证立法，应以健脾胃、补气血为纲，兼活血祛瘀，方药以上述经验方为基础化裁：黄芪60 g、白术10 g、山药10 g、党参12 g、砂仁9 g、白芍10 g、赤芍10 g、全当归12 g、川芎9 g、地龙3 g、炙甘草6 g。方中重用黄芪以益气健脾、补气生血，为君药；党参、白术、山药、砂仁共用，益气健脾，行气化湿，既补脾气，又使脾气得以运转，为臣药；白芍养阴血，赤芍清热凉血、活血祛瘀，还可制君臣之温燥；全当归、川芎联用，活血的同时使补而不滞、滋而不腻；地龙活血通络，共为佐药；炙甘草益气和中，调和诸药，为使药。综观全方，共奏健脾胃、养气血、活血祛瘀之功效，可使魄门痛缓。伴腹胀纳呆症状明显者，加焦三仙各9 g；汗出畏风者，加防风6 g；肛门隐痛伴灼热感明显者，加知母9 g、鳖甲6 g。

3. 肝气郁滞型

肝气郁滞者,常以情志不调为因。宋代陈无择的"三因学说"首次提出情志致病理论,其《三因极一病证方论》曰"喜伤心,其气散;怒伤肝,其气出;忧伤肺,其气聚……虽七诊自殊,无逾于气",并认为情志致病首先影响脏腑气机。而脏腑气机失调,亦是情志致病的主要机制。五脏之中,肝为刚脏,喜条达而恶抑郁,体阴而用阳,情志不遂、脏腑气机失调首先可致肝气郁结,使肝之疏泄失司,而肝失疏泄,又加重脏腑气机运行不畅和情志异常,因此两者在病理上相互影响、促进,如此往复,常使病情逐渐加重。情志不调,肝木失于条达,疏泄不利,致五脏所"使"魄门发为本病者,可见肛门直肠胀痛、坠痛,且疼痛程度随情绪变化而加重或减轻。临证所见其他表现还包括情志抑郁或焦虑,胸胁或少腹胀痛、窜痛,善太息,纳差,妇女可见乳房胀痛、月经不调,脉弦。

本证治法当在益气养血、祛瘀通络基础上强调疏肝行气,肝气疏,则气机畅,五脏调。方药:柴胡9 g、香橼6 g、佛手6 g、当归12 g、白芍15 g、白术9 g、川芎9 g、地龙3 g、桃仁6 g、红花6 g、炙甘草6 g。方中以柴胡疏肝解郁,既为君药,又为肝经引经药;香橼、佛手助柴胡疏肝解郁,还可理气和中,使肝脾同调,为臣药;当归补血和血,味甘,可缓急止痛,白芍养血敛阴,柔肝缓急,当归、白芍与柴胡同用,补肝体而助肝用,使血和则肝和,血充则肝柔,亦为臣药;白术、炙甘草健脾益气，实土以御木侮，使气血生化有源；川芎、地龙、桃仁、红花行气，祛瘀通络，共为佐药。诸药合用，肝郁得解，则脾之运化得复、气血充，肝气得疏，则能畅气机、化瘀血，魄门之症可祛。遇伴烦躁易怒或头痛目涩、颊赤口干者，加栀子6g、牡丹皮6g、生地黄9g；面色萎黄、唇甲色淡者，加熟地黄12g；伴纳差、脘腹胀满者，加砂仁9g。

4. 肝肾阴虚型

肝肾阴虚之证，常由久病耗伤所致。肾阴，又称元阴、真阴，是人体阴液之本，对各脏腑组织器官起着滋养、濡润作用，《景岳全书》曰："五脏之阴气非此不能滋。"肝阴根于肾阴，肝肾同源，故肝肾之阴在生理上相互滋生，在病理上亦相互影响。久病及肾，耗伤肾阴，则肝阴亦亏，而成肝肾阴虚之证。五脏不得肝肾之阴滋养，在魄门可发为本病，表现为魄门隐痛、灼痛或伴刺痛，临证所见其他表现还包括头晕、烦躁、盗汗、失眠、手足心热、腰膝酸软、梦遗滑精等，舌体瘦，舌质红少苔，脉细弦。

此证当在益气养血、祛瘀通络基础上加强滋补肝肾之力，方药组成为益气养血、祛瘀通络经验方加熟地黄15g、白芍20g、女贞子6g、墨旱莲6g。其中熟地黄补肝血、滋肾阴、益精髓，《药品化义》云熟地黄"……专入肝脏补血……滋补真阴，封填骨髓，为圣药也"；白芍养肝血、敛肝阴，女贞子、墨旱莲合为二至，补肝肾养阴血而不滋腻，为平补肝肾之剂。以上 4 味，共用以滋肝肾之阴，使脏腑复得真阴之濡润和滋养，合经验方益气养血、祛瘀通络之功，可祛魄门之症。伴胸脘胁痛者，加川楝子 6 g，以疏泄肝气；兼口舌干燥、肠燥便秘者，加桑椹 9 g、玉竹 9 g 以生津润燥。

四、腹泻型肠易激综合征

肠易激综合征是以肠道功能紊乱为主要症状的功能性肠道疾病，表现为便秘、腹泻或便秘与腹泻交替，同时可伴有肠鸣、腹胀、腹痛等症。据流行病学调查，世界范围内普通人群中有典型肠易激综合征症状的患者占 9%~23%。但仅约 1/4 的患者就诊，男女发病之比约为 1：2，患病者以 20～40 岁（平均年龄 33 岁）的青壮年居多。

现代医学对肠易激综合征的病因及发病机制并不明了，一般认为该病具有一定的遗传倾向性，其发生与不良情志刺激、不良的饮食习惯、肠道菌群失调、肠道感染有关，具体发病机制尚不明确。根据症状的不同，肠易激综合征又可分为 3 个亚型：便秘型、腹泻型和混合型。符合肠易激综合征诊断标准但不符合以上 3 型中的任何一型，则称之为不定型。其中腹泻型在临床最为常见。现代医学对腹泻型肠易激综合征的治疗包括解痉、止泻、抗抑郁、调节肠道菌群、使用抗生素等，临床虽有一定疗效，但存在病情易反复、长期用药不良反应明显等问题，很多患者长期反复发作，严重影响工作和生活。在中医学中，本病归属于"泄泻""下利"范畴。临床研究提示中药辨证论治在治疗本病期间，无论是直接成本和间接成本，还是成本－效果比和随访复发率，都明显低于西药组，显示了中医药治疗本病的优越性。现将安阿玥教授治疗腹泻型肠易激综合征的经验介绍如下。

（一）病因病机分析

安阿玥教授认为，腹泻型肠易激综合征的主要致病因素为脾胃虚弱。脾胃虚弱则脾不升清、胃失和降，兼之运化水谷、受纳腐熟不及而发为本病。正如《素问·阴阳应象大论》所言"清气在下，则生飧泄；浊气在上，则生䐜胀"，《金匮要略》曰"脾气衰则鹜溏也"，强调脾胃虚弱为基本病机。而在疾病发展过程中，机体又可产生痰、湿、气、瘀、热等病理产物，逐渐演变为虚实夹杂证的表现，使病情缠绵难愈。因此腹泻型肠易激综合征虽以脾胃虚弱为本，却不仅限于脾胃，非一脏一腑使然，病机复杂多变，常有兼夹或转化。导致脾胃虚弱的因素包括情志不遂、饮食不节、久病体虚等。

1. 情志不遂，肝郁乘脾

情志不遂，可致肝失条达、郁而不舒。肝属木，脾属土，肝郁木旺则乘脾土，肝脾不和，脾胃受损，发为泄泻。如《景岳全书·泄泻》云："凡遇便作泄泻者，必先以怒时夹食，致伤脾胃，故但有所犯，即随触而发，此肝脾二脏病也。盖以肝木克土，脾气受伤使然。"尤其现代社会人们由于工作、生活压力的增大，极易因长期焦虑、烦躁、抑郁而造成肝气郁滞，最终发病。且肝藏血，其体为阴，若气郁化火或者久泻不愈，后期多耗伤肝之阴血。

2. 饮食不节，湿阻中焦

腹泻型肠易激综合征患者对不同食物的耐受性因人而异，这些食物对患者发病、症状有着不同的影响。过度饱食、饮酒，或嗜食肥甘厚味、辛辣、生冷，均可使中焦脾胃受损，脾虚则运化失司，水湿内生，湿邪困脾又阻于中焦，加重脾胃虚弱，如此往复，久之遂发泄泻。正如《景岳全书·泄泻》所言"饮食不节，起居不时，以致脾胃受伤，则水反为湿，谷反为滞，精华之气不能输化，乃至合污下降而泻痢作矣"。另外，湿重者还可见夹热、夹寒、夹滞之证。

3. 病久及肾，脾肾阳虚

腹泻型肠易激综合征常易反复迁延，安阿玥教授认为其虽以脾胃虚弱为本，但失治、误治而久病者多牵累肾阳，如《仁斋直指方论》云"人皆以泄为脾恙，而不知肾病有泄焉"，汪昂亦曾说"久泻皆由肾命火衰，不能专责脾胃"。脾虚病久可耗伤肾阳，命门之火虚衰，真阳不足不能暖土，或脾阳久虚，不能温煦肾阳，均可形成脾肾阳虚之证，而致久泻迁延难愈。故《医宗必读》记载："脾肾者，水为万物之元，土为万物之母，两脏安和，一身皆治，百疾不生。夫脾具土德，脾安则肾愈安也。"

（二）辨证论治

辨治腹泻型肠易激综合征，安阿玥教授强调要重视病患的当下症状，即"急则治其标"，并根据主症的不同特点辨证施治，病情平稳后，再针对其根本病因、病机徐徐图之，即"缓则治其本"。而待康复后，还要嘱患者根据自身情况，注意起居、饮食调护，以避免、减少复发。

1. 肝郁乘脾型

此型患者症见肠鸣腹痛，大便泄泻，常受情绪影响，遇恼怒忧愁加剧，若嗳气或矢气则舒，可兼有胸胁胀痛，面色少华，心烦易怒，嗳气纳呆，舌质红或淡红、苔薄白，脉弦。治法为疏肝健脾，选用方药为逍遥散加痛泻要方化裁。方药组成：柴胡9 g、薄荷6 g、当归15 g、白芍15 g、白术10 g、茯苓10 g、防风6 g、陈皮9 g、炙甘草9 g。方中柴胡、薄荷疏肝行气，使肝气条达；当归、白芍养血柔肝，滋养暗耗之阴血、失养之肝体，其中当归芳香又可以行气、味甘可以缓急，更是肝郁血虚之要药；白术、茯苓健脾祛湿，使运化有权、气血有源；防风散肝疏脾、陈皮理气醒脾，炙甘草调和诸药，又可益气补中、缓肝之急。诸药相伍，针对土虚木乘之病因，疏肝柔肝，健脾益气，故令痛泻自消。兼血虚生热、烦躁易怒者，加牡丹皮、栀子清虚热；兼心情抑郁、情绪低落者，加大枣、小麦缓肝急、养心神；兼胸闷不舒者，加郁金、佛手宽胸理气。

2. 湿阻中焦型

此型患者症见胸脘胀满，纳差，大便溏泻，夹有黏液，面色萎黄，神疲肢倦，可伴呕吐或干呕，舌淡胖，有齿痕，苔白，脉沉细弱。治法为健脾利湿，方药组成：白术 15 g、党参 10 g、茯苓 10 g、炙甘草 9 g、山药 10 g、薏苡仁 15 g、陈皮 9 g、砂仁 6 g。方中四君白术、党参、茯苓、炙甘草平补脾胃，淡渗利湿，共为君药；薏苡仁、山药甘淡，陈皮辛温，既能助君药以健脾，又能祛湿，为臣药；砂仁辛温醒脾，佐四君更能促中州运化，使上下气机贯通。诸药相伍，达到补脾和中、化湿止泻之效。

3. 脾肾阳虚型

此型患者症见久泻不愈，晨起脐周疼痛，泻后痛缓，粪质清稀，可伴完谷不化，四肢不温，腹部喜温喜按，神疲乏力，腰膝酸软，舌淡胖，有齿痕，苔白，脉沉细。治法为温补脾肾，方药选用四神丸合理中丸化裁。方药组成：干姜 10 g、补骨脂 12 g、党参 9 g、肉豆蔻 3 g、吴茱萸 6 g、五味子 6 g、大枣 10 g、白术 10 g、炙甘草 9 g。方中干姜、补骨脂共为君药，前者温中焦脾胃，后者补命门之火；党参补气，助运化而正升降，肉豆蔻温脾肾而涩肠止泻，吴茱萸暖脾胃而散寒除湿，三者并为臣药；五味子温涩，大枣滋养脾胃，白术健脾燥湿，炙甘草益气和中，共为佐药。诸药配伍，共奏补脾益肾，温阳止泻之功。形寒肢冷、虚寒甚者，加附子以加强温阳散寒之功；

脾胃虚寒、生痰生湿者，配半夏、茯苓以燥湿化痰、渗湿健脾。

五、功能性消化不良

功能性消化不良是指其症状不能用器质性、系统性或代谢性疾病等来解释的位于上腹部的一个或一组症状，主要包括上腹部疼痛、上腹部烧灼感、餐后饱胀和早饱感，其他症状还有恶心、呕吐及嗳气等。功能性消化不良是临床常见病，发病呈逐年上升的趋势，目前患病率超过 10%。其发病机制复杂，目前研究发现与内脏高敏反应、胃肠道动力改变、十二指肠屏障功能障碍、肠道微生物菌群失调和肠脑轴改变等相关。根据不同症状，中医学将本病归为"胃痛""胃脘痛""胃痞病""胃痞"范畴。安阿玥教授临证治疗本病，辨病与辨证相结合，配伍得当，处方灵活，疗效颇佳，现将相关临床经验介绍如下。

（一）病因病机分析

本病的病因包括情志失调、先天禀赋不足、饮食不节、感受外邪等。忧思恼怒，肝气郁结，疏泄失司；先天脾胃虚弱，气血乏源，气机不畅；饮食不节，食物停积不化，脾胃受损；外感寒邪、暑湿，中焦阳气虚弱或湿热困脾，致使脾不运化等，均可使胃失和降，发为本病。因此，安阿玥教授认为，本病初期多以寒凝、食积、气滞、痰湿等为主，病久则正气耗伤，转为虚实夹杂。

（二）辨证论治

根据本病的病因病机，以及疾病发展后的不同表现，安阿玥教授将本病分为 4 种证型，并分别立法遣方。

1. 肝胃不和型

肝木喜条达而恶抑郁，情志不遂可致肝气不舒，肝主疏泄，肝郁则疏泄失司，致胃失和降而发病。症见胃脘、两胁胀满或疼痛，每因情志不畅而发作或加重，心烦意乱，嗳气，善叹息，舌淡红，苔薄白，脉弦。治法：疏肝健脾，和胃降逆。主方：柴胡疏肝散化裁。药物组成：柴胡 9 g、陈皮 9 g、川芎 10 g、香附 9 g、砂仁 6 g、白芍 15 g、半夏 9 g、炙甘草 9 g。嗳气频繁者，加沉香、槟榔；舌红苔黄有热者，加川楝子、栀子。

2. 脾胃虚弱型

先天脾胃亏虚或后天脾胃功能受损，可致升清降浊功能异常，胃气壅滞而发病。症见胃脘痞闷或胀痛、纳呆、嗳气、乏力、便溏等，舌淡，苔薄白，脉细无力。治法：健脾行气，降逆和胃。主方：六君子汤化裁。药物组成：党参 12 g、茯苓 10 g、白术 10 g、半夏 6 g、砂仁 9 g、陈皮 9 g、炙甘草 9 g。胃胀感明显者，加沉香、枳壳、厚朴；纳呆明显者，加焦三仙。

3. 中焦虚寒型

外感寒邪、过食寒凉或久病耗伤等，均可伤及阳气，导致中焦虚寒而发病。症见不思饮食，食入难化，饮食稍多即欲呕吐，时发时止，胃脘冷痛、痞闷，倦怠乏力，四肢不温，口干不欲饮或喜热饮，大便稀溏，舌质淡，苔薄白，脉濡弱或沉。治法：温中散寒，健脾和胃。主方：理中汤化裁。药物组成：党参12 g、炮姜9 g、白术10 g、茯苓10 g、肉桂6 g、炙甘草9 g。嗳气、呕吐者，加吴茱萸、生姜；寒证重者，加附子。

4. 湿热蕴脾型

内生痰湿或外感湿邪，郁积化热，困阻脾胃，可致发病。症见脘腹胀闷，纳呆，恶心欲呕，口苦口黏，渴不多饮，便溏不爽，小便短黄，肢体困重或身热不扬，汗出热不解，或见面目发黄色鲜明，舌质红，苔黄腻，脉濡数。治法：清热利湿，健脾和胃。主方：连朴饮化裁。药物组成：制厚朴6 g、黄连6 g、石菖蒲6 g、半夏6 g、香豉9 g、栀子9 g、芦根15 g。大便黏腻不畅者，加薏苡仁、杏仁；脘腹胀满者，加砂仁、木香。

六、溃疡性结肠炎

溃疡性结肠炎是一种主要发生于直肠和远端结肠的慢性非特异性炎症，其发病机制尚未完全阐明，本病具有一定的遗传倾向，感染、饮食不节、不良情志刺激等常为其诱因，在此基础上导致的免疫功能异常使多种致炎因子作用于肠上皮细胞，导致肠黏膜炎症。溃疡性结肠炎多数情况下起病缓慢，病情迁延难愈，日久可导致结肠狭窄、结肠梗阻、结肠息肉甚至结肠癌。安阿玥教授通旧学、融新知，在治疗溃疡性结肠炎方面积累了丰富的临床经验，遣方用药灵活而不失原则，有其独到之处。

溃疡性结肠炎临床表现主要为黏液脓血便、腹泻、腹痛、里急后重等症状，并无特异性，欲明确诊断须依赖于结肠镜、病理检查、下消化道造影、血清免疫学检查等相关辅助检查。现代医学认为溃疡性结肠炎是由免疫机制异常导致多种致炎因子作用于肠道黏膜引起的炎症反应，采用水杨酸制剂、糖皮质激素制剂、免疫抑制剂治疗，这些药物多数情况下可迅速缓解病情，对治疗起病急骤的重症溃疡性结肠炎具有不可替代的作用，但药物减量或停用后疾病常很快复发，这主要是由于上述药物只是针对溃疡性结肠炎发病的某一中间环节，而非真正病因，而且糖皮质激素、免疫抑制剂副作用较大，很多患者会出现纳差、皮疹、骨质疏松、白细胞减少、免疫力降低等不良反应，不宜长期大剂量应用。中医学治疗溃疡性结肠炎主要应用于以下方面：①配合西药应用，减毒增效，在西药逐步减量过程中应用，防止疾病复发；②对于病情较轻、起病缓慢的溃疡性结肠炎患者单独应用，缓慢调治，以图其本；③改善患者临床症状，提高患者生活质量。

（一）病因病机分析

从临床表现来看，溃疡性结肠炎当属中医学"泄泻""痢疾""肠澼"范畴，但本病常迁延难愈，又有其自身特点。从长期的临床实践来看，先天禀赋异常为溃疡性结肠炎发生的重要前提，忧、思、郁、怒等不良情志刺激为其诱因，嗜食生冷、肥甘厚味，饮食不洁致湿热疫毒之邪内侵肠道为发病最直接原因，常相兼为患。

溃疡性结肠炎初起，常以湿热浊邪困阻肠道为主要表现，热盛肉腐，血热妄行，肠道脉络受损，而见脓血便；湿热之邪困阻脾土，清浊不分而见腹泻；津血同源，血可载气，便血、腹泻日久必然导致气津亏耗，阴血不足。脾胃居于中焦，为一身气血升降之枢机，主升清降浊，为后天之本，气血生化之源，脾气健运可使心、肺有所养，肝有所藏，肾中精气得以充养；而湿热浊邪内侵肠道，困阻脾土，致后天生化乏源，脏腑官窍、四肢百骸失于濡养，清阳不升，浊阴不降，津液失其濡润之功而成痰湿，阳气失其温运之力而化邪热，终成寒热错杂、虚实相兼之证。

同时，溃疡性结肠炎迁延日久，患者均会不同程度地存在肝气郁滞的情况。肝为刚脏，体阴而用阳，一身气血调畅有赖于此。肝气郁滞、木不疏土，影响脾运化之功而湿浊更盛，气郁化热而热势愈炽。病程日久，患者常可见肠道湿热蕴阻的同时，存在气血阴阳亏虚的情况。另外，中医学强调"久病入络""久病多瘀"，溃疡性结肠炎患者兼见瘀阻脉络情况，这可通过舌脉变化有所反映，同时溃疡性结肠炎反复发作的患者结肠镜检查常可见肠道内有瘢痕形成，可将其理解为微型的癥痕积聚，更有一部分患者可见肠腔瘢痕挛缩狭窄的情况。

（二）辨证论治

1. 湿热交阻、气血壅滞型

该证型多见于溃疡性结肠炎初起或急性期，症见腹痛、腹泻、里急后重、黏液脓血便等，舌红苔黄腻，脉弦数，有口苦、尿黄赤等湿热征象；同时由于湿为阴邪，遏阳气机，可见气血壅滞；热为阳邪，又可见血热妄行。安阿玥教授认为此时应以清热化湿、行气和血为主，同时辅以止血止泻，处方一般选用白头翁汤合芍药汤加减。方药：白头翁 15 g、黄连 6 g、黄柏 15 g、黄芩 12 g、秦皮 10 g、芍药 30 g、当归 15 g、木香 9 g、甘草 6 g、肉桂 5 g。

白头翁清热解毒，凉血止痢，黄芩、黄连性味苦寒，入大肠经，功擅清热燥湿解毒，黄柏泻下焦湿热，秦皮苦寒性涩，诸药同用，共奏清热燥湿、涩肠止泻、凉血止血之功；重用芍药以养血和营，与甘草同用可酸甘化阴、缓急止痛，且可防苦寒伤阴之弊；当归养血活血，木香行气导滞，"行血则便脓自愈，调气则后重自除"，佐以少量肉桂，取其温通之性，既可助木香、当归、芍药行气和血，又可防过用苦寒，克伐中焦阳气之弊。全方以清热燥湿为主，以木香、当归、芍药、甘草行气化湿，养血和血、缓急止痛为辅，令湿热去，气血和，佐肉桂防病之变。如湿邪重，可加苍术、薏苡仁；如气滞重，可加槟榔；如便血明显，可加三七、地榆。

2. 寒热错杂、脾虚湿困型

溃疡性结肠炎迁延日久，腹痛、里急后重、黏液脓血便等湿热结于胃肠之象相对减轻，逐渐出现神疲、乏力、纳差、舌质淡、脉细弱等脾气亏虚的表现。安阿玥教授认为此时湿浊困阻中焦为本病核心病机，湿浊困阻阳气，可郁而化热，表现出湿热征象，阳气郁而不达，失温煦之功又可表现出寒象，此时的寒热错杂实为同一矛盾的不同表现形式而已。脾虚既是湿浊困阻的结果，又是湿浊之邪加重的原因，二者互为因果，同时久病入络、多瘀多虚，安阿玥教授多选用半夏泻心汤合乌梅丸化裁。方药：制半夏15 g、黄芩9 g、黄连5 g、干姜9 g、肉桂6 g、人参10 g、炙甘草9 g、当归15 g、大枣3枚、乌梅30 g、三七9 g。

制半夏辛温，散结消痞，燥湿化浊，开中焦痞塞之气；肉桂、干姜温运中阳，散已成之寒湿，助脾气之健运；黄芩、黄连苦寒性燥，清热燥湿，厚肠止泻；人参、大枣甘温益气，补脾气，以防湿浊再生；当归、三七养血活血，止血不留瘀；乌梅涩肠止泻；炙甘草调和诸药。全方寒温并用、补泻兼施，寒温并用以和其阴阳，辛苦并进以调其升降，补泻兼施以顾其虚实，令湿浊化、郁热解、瘀血除、清阳升、浊阴降，脾胃枢机之功复利，阴阳各归其位从其化。该方与慢性溃疡性结肠炎寒热错杂、虚实并见、久病入络的病机甚为合拍。如湿浊重加用苍术、薏苡仁、茯苓；气滞明显加木香、槟榔、香橼、佛手；便血加地榆、蒲黄等。乌梅丸中附子、细辛具有一定毒性，而患者治疗周期一般较长，故去除。

3. 直肠局部用药

安阿玥教授认为，对于起病迅速、病情危重的溃疡性结肠炎，除常规全身应用水杨酸制剂、糖皮质激素制剂、免疫抑制剂外，应用上述药物保留灌肠可起到更加直接的治疗效果，但这些药物毒副作用大，减量或停药后极易导致病情复发。美沙拉嗪及生物制剂毒副作用较小，但价格昂贵，对于多数患者而言，长期应用难以承受。

康复新液具有通利血脉、养阴生肌的功效，安阿玥教授将其用于慢性溃疡性结肠炎灌肠治疗，每次 50 ~ 100 ml 保留灌肠，每日 2 次，配合中药汤剂内服，取得了满意的效果，患者的临床症状明显改善或消失，结肠镜检查提示结直肠黏膜溃疡面逐渐缩小甚至消失，结肠黏膜炎症减轻、消失，获得近期临床治愈或好转，溃疡性结肠炎缓解期逐步延长。

七、家族性腺瘤性息肉病

家族性腺瘤性息肉病癌变率高，是临床治疗较为棘手的疾病之一。安阿玥教授将辨病与辨证相结合，提出固本消积法以治疗此病。他认为本病病位在大肠，与肝、脾、肾关系密切，病机为本虚标实，本虚以肾精亏虚、脾虚肝郁为基础，标实以痰瘀互结、热结肠腑为主。在治则治法上，以补肾填精、健脾调肝、化痰祛瘀、清热散结为主。在治疗理念上，强调扶正祛邪，标本兼治，并依据患者病情，病证结合，随证加减。

家族性腺瘤性息肉病是一种常染色体显性遗传病，具有家族聚集性。以结直肠广泛分布大量腺瘤性息肉为临床特点，分为经典型（腺瘤数量 > 100 枚）和衰减型（腺瘤数量 ≤ 100 枚）。家族性腺瘤性息肉病患者终生患癌率近 100%。其治疗包括手术治疗、化学治疗和预防性治疗。手术治疗包括内镜下息肉切除、预防性结肠切除或回肠直肠吻合术。化学治疗包括舒林酸、塞来昔布、阿司匹林、厄洛替尼、美沙拉嗪等的使用，但临床证据不足，仍需进一步研究。预防性治疗包括抗炎药、表皮生长因子抑制剂等的使用。中医学无腺瘤性息肉病的记载，目前鲜有中药方剂研究。安阿玥教授基于固本消积理论，辨病与辨证相结合论治，治疗后可降低患者息肉生长速度，控制术后复发风险，改善全身症状。

（一）病因病机分析

历代医家及古籍未曾有家族性腺瘤性息肉病的直接表述。根据临床表现，家族性腺瘤性息肉病归于"洞泻""腹泻""癥瘕""肠蕈"等范畴。因饮食不节、劳倦体弱、内伤七情、感受外邪等，致脾胃虚损，运化失治，小肠无以分清泌浊，大肠传导失司，水湿泻下，而成本病。《罗氏会约医镜·泄泻》云："泻由脾湿，湿由脾虚。"《医宗必读·泄泻》指出："脾土强者，自能胜湿，无湿则不泄。"均强调脾虚湿盛是其主要矛盾。

安阿玥教授认为，家族性腺瘤性息肉病虽然在症状表现上与"腹泻""洞泄""肠蕈"相同，但在病机上有本质的区别。家族性腺瘤性息肉病有家族史，多青少年发病，且癌变率高，需辨病与辨证相结合。辨证时需将其家族史、症状、体征、预后均考虑在内。安阿玥教授强调本病为本虚标实之证，以正气虚损为本，气滞、痰湿、瘀血为标。病位在大肠，与肝、脾、肾关系密切，提出"肾精亏虚"是本病的病机之本，"脾虚肝郁"为病机关键，痰湿、瘀血、气滞是病理因素，热结贯穿疾病的始终。

1. 先天不足，肾精亏虚

《类经》云"夫禀赋为胎元之本，精气之受于父母者是也"。先天禀赋充足，肾精足，则机体正气旺盛，可御邪外出；先天禀赋不足，肾精虚，则正气不足，易于染病。安阿玥教授认为，家族性腺瘤性息肉病多有家族史，青少年发病，以腹泻、黏液脓血便、乏力为主要症状，肾主生殖，为先天之本，司二便，二阴的开阖与肾的气化功能有关。先天禀赋不足、肾精亏虚，大肠蠕动气化失调，失于固摄，则见腹泻；肾为五脏六腑化生精气的根本，肾精亏虚不能濡养脏腑，而见乏力。肾精亏虚，阴阳失调，正虚不能御邪外出，湿热邪毒内侵，致病情反复。

2. 脾虚肝郁，气机失调

《灵枢·百病始生》云："若内伤于忧怒，则气上逆，气上逆则六输不通，温气不行，凝血蕴里而不散，津液涩渗，著而不去，而积皆成矣。"安阿玥教授认为肝脾不调在一定程度上影响结肠息肉的发展。肝为风木之脏，主疏泄，其气升发，喜条达而恶抑郁。肝气郁，气滞转化为横逆，犯脾克胃，脾胃虚损，运化无力，痰湿内生，脾居中焦，为气机之枢，气机阻滞，湿郁成痰，痰湿互结，阻于大肠，脉络损伤，瘀血内生，日久郁而为热，发为息肉。

3. 痰湿内阻，瘀血阻络

《类证治裁·内景综要》曰："六腑传化不藏，实而不能满，故以通为补焉。"《证治汇补》云："脾虚不运清浊，停留津液而痰生。"安阿玥教授认为，大肠以通为要，以顺为畅，若因饮食不节，损伤脾胃，脾胃虚弱，失于运化，则水湿内生，蕴久成毒；或情志不畅，肝失疏泄，气机升降失常，肝气横逆犯胃，肝胃不和，功能失常，则湿邪停滞，日久化积，可变生他邪，如痰湿、瘀血等，相互搏结于肠道，肠腑不通，传导失司，则息肉内生。而王庆其教授认为结肠息肉发病不离"积"，认为气滞痹阻，痰瘀互结，郁而成积。赵志强教授也提出了痰、瘀、毒是结肠息肉发展过程中的重要病理因素。故而，安阿玥教授提出气机阻滞、痰湿内阻、瘀血阻络是家族性腺瘤性息肉病发生发展的重要病理因素。

4. 毒热互结，留滞肠腑

朱丹溪曰："癌瘤者，非阴阳正气所结肿，乃五脏瘀血浊气痰滞而成。"安阿玥教授认为，邪郁久易于阳化而生热，热与有形之邪相互搏结，蕴于胃肠，气滞血瘀，痰凝毒滞，日久成"瘤"。患者病程长，临床诊治中容易忽略"热结"的因素，热结灼伤肠络，血溢脉外而见便血；热结于大肠，脾阳不升，中气下陷，而肛门坠胀；热结阻滞，气机不畅，大肠气化失司而见腹胀。毒热互结，留滞肠腑，与气滞、痰湿、瘀血相互搏结，病情迁延反复。

（二）辨证论治

安阿玥教授认为本病发作期以痰瘀互结证、热结肠腑证常见，稳定期以肾精亏虚证、脾虚肝郁证为主。临床往往需要辨病、辨证、辨症相结合，先查标本虚实，再辨寒热阴阳，以"固本消积"为大法，扶正固本，消积祛邪。稳定期以"固本"为主，以补肾填精、培元固本，疏肝健脾、调畅气机为治法。发作期以"消积"为主，以化痰祛湿、祛瘀通络，清热散结、通调肠腑为治法。因本病病机复杂，病情缠绵，临床当结合患者病情特点，"抓主症""抓病机点"，辨证治疗。

1. 补肾填精，培元固本

《医宗必读》曰："积之成者，正气不足，而后邪气居之。"安阿玥教授认为，人之元气赖肾精充养，正气依元气而升。补肾填精、滋养气血，则培元固本、正气充足。故临证时，常以补肾填精作为稳定期家族性腺瘤性息肉病的主要治法，而发作期也常辅以补肾之药，以扶正固本。以补肾石斛散、补肾养脾丸加减。常用何首乌、女贞子、熟地黄、山萸肉、山药、牛膝、附子、补骨脂、鳖甲、枸杞子等药物。若手足不温、畏寒肢冷，加桂枝、巴戟天；若久泻久痢，加乌梅、诃子肉；若水肿，加泽泻、车前草；若乏力，正虚明显，则以大剂量人参扶助正气。

2. 疏肝健脾，调畅气机

《证治汇补》云："脾虚不运清浊，停留津液而痰生。"安阿玥教授认为"气为诸邪之根"。在临证中以肝体阴而用阳、脾喜燥胃喜润为思路。肝气条达，气机调畅，脾胃强盛，中焦运转通利，则津液运行输布畅通、气血旺盛，肠道功能正常。尤其对于内镜下肠息肉切除术后的患者，常以逍遥散、四逆散、痛泻要方、参苓白术散为基础方加减，以疏肝和胃、健脾祛湿，补中气、畅气机、强土固本。常用柴胡、白芍、川楝子、茯苓、炒白术、炒防风、党参、陈皮、砂仁、炒薏苡仁等药物。若腹痛怕冷，加干姜、肉桂温中行气；若腹胀、食欲不佳、中焦虚滞，加山楂、莱菔子行气消食；若大便干结、口干，加天花粉、瓜蒌、麦冬以滋阴润肠。

3. 化痰祛湿，祛瘀通络

《丹溪心法》记载："凡人身上中下有块者，多是痰。"安阿玥教授认为"湿性黏腻，易着大肠""肠之久病，必有痰瘀"。家族性腺瘤性息肉病患者息肉为痰瘀互结，阻于大肠而成，痰湿消，瘀血去，则邪去积消、息肉自愈。安阿玥教授常用化坚丸、化痰四物汤加减，常用桂枝、桃仁、牡丹皮、杏仁、当归、川芎、赤芍、半夏、桔梗、枳实、香附等药物。若见胃脘嘈杂、反酸嗳气者，加黄连、吴茱萸；若见大便黏腻、排便不爽者，加苍术、黄柏、木香；若见腹痛，因于瘀血者，则加丹参、莪术，因于气滞者，则加青皮、大腹皮。

4. 清热散结，通调肠腑

《金匮要略心典》云："毒，邪气蕴结不解之谓。"安阿玥教授认为，热结郁毒应是家族性腺瘤性息肉病治疗的主要抓手，应在疾病的各期治疗中均融入清热散结、解毒消肿之法，热清结散，毒消肿退，则血瘀、痰湿无以循环加重，就可切断疾病的进展过程。临床上常以五味消毒饮、黄连解毒汤为基础方加减。常用药物有紫花地丁、金银花、连翘、白花蛇舌草、败酱草、栀子、黄连、黄芩、黄柏等。白花蛇舌草、败酱草经现代药理研究表明具有增强免疫、抗肿瘤的功效。若邪盛正气不虚，加用葎草、蜂房、山慈菇等药物以散结消肿，达到抗肿瘤的目的。

家族性腺瘤性息肉病是临床较为棘手的难治性疾病，非手术治疗主要针对早中期及衰减型。中医治疗的重点在于找准病机。安阿玥教授以固本消积为大法，注意补肾填精，调肝健脾，顾护脾胃，并以清热散结贯穿始终。注重辨病与辨证相结合，强调顺病势而辨证施治，通过固本祛邪提高机体抵御外邪的能力，达到"正气存内，邪不可干"的状态。

八、外用方药

对于肛肠疾病的治疗，无论是保守治疗，还是手术后的恢复期，局部外用药物都有其不可替代的优势。局部用药具有直达病所、起效迅速的特点，相对于口服和静脉给药更直接、更有针对性。下面介绍安阿玥教授治疗肛肠疾病的常用外用方药。

（一）坐浴方

方药组成：

益母草 60 g	五倍子 20 g	土茯苓 20 g
芒硝 30 g	苦参 30 g	苍术 15 g
秦皮 15 g	马齿苋 20 g	侧柏叶 20 g
仙鹤草 20 g		

使用方法：煎煮后使用药液进行坐浴，每日 2 次，行动不便者可浓煎后外敷。

方中益母草活血消肿、清热解毒，为君药，《本草纲目》谓其"活血、破血、调经、解毒"；五倍子收敛止血、收湿敛疮，为臣药，《本草纲目》谓"其气寒，能散热毒疮肿"；土茯苓、芒硝解毒消肿，苦参、苍术、秦皮清热燥湿，共用可佐助君药清热散瘀；马齿苋、侧柏叶清热解毒，凉血止血；仙鹤草收敛止血，佐助君、臣，加强清热、止血之效。诸药合用，共奏清热燥湿、消肿解毒、收敛止血之功。

　　该方适用于炎性痔、血栓痔、内痔出血以及肛肠疾病术后恢复期的治疗。炎性痔多因过食辛辣、过量饮酒而发，病理上以痔体无菌性炎症伴渗出水肿为主，主要临床表现为肛门局部突发红肿疼痛。血栓痔的发病原因除饮食不节外，还包括久蹲久坐、大便干燥用力努挣等，以曲张血管破裂，形成皮下或黏膜下血栓为病理变化，局部暗色硬结、疼痛或肛门下坠为主症。内痔出血是因痔上覆盖黏膜糜烂或破裂而引起，可表现为擦血、滴血或喷射状出血，呈鲜红色，便后即自行停止，大便干燥、饮酒、过食辛辣为常见发病原因。因此，根据各自发病原因和临床表现，湿热、瘀血、出血是三者主要的局部病理特征。另外，肛肠疾病病位特殊，手术为开放性带菌创面，由于大便刺激、走路挤压、摩擦等，脓性分泌物通常较多，且易出现创缘红肿；同时由于刀、剪的切割，可导致脉络损伤、血行不畅而局部成瘀，故术后局部亦常形成湿、热、瘀共同存在的病理情况。安阿玥教授的"坐浴方"，正是基于此而立法、组方，故临床应用常有佳效。

（二）止痒方

方药组成：

苦参 60 g	苍术 15 g	生地黄 15 g
川椒 10 g	白鲜皮 15 g	益母草 20 g

使用方法：煎煮后使用药液坐浴，每日 2 次，行动不便者

可浓煎后外敷。

方中苦参清热燥湿、止痒,白鲜皮清热燥湿、祛风解毒,二者相须为用,药效尤强,共为君药;益母草活血、清热解毒,《神农本草经》谓"茎,主瘾疹痒,可作浴汤",生地黄清热凉血,同为臣药;川椒散风邪、通血脉、止痛痒,苍术可燥湿、辟秽化浊、祛风而止痒,两者性辛温,又可佐制君、臣,避免过于寒凉。

该方主要用于慢性肛周湿疹的治疗。湿疹属中医学"湿疮"范畴,是一种以多形损害、渗出倾向、剧烈瘙痒、易反复发作、慢性过程等为特征的常见皮肤疾病。严重者影响正常工作生活、心理健康和人际交往,而发生在肛门周围的湿疹,通常会为患者带来更大困扰。慢性肛周湿疹的特点是局部皮肤增厚、浸润、棕红色或灰色,表面粗糙,肛缘及肛管可有皲裂,鳞屑样抓痕及抓破后形成的结痂,外围可有散在丘疹、丘疱疹。由于患病部位特殊,环境湿热且相对密闭,外用软膏类药物对于肛周湿疹的治疗效果并不理想。安阿玥教授运用上述止痒方治疗慢性肛周湿疹,取得较为显著的疗效。中医学认为湿疹的内因为湿热困脾,运化失职,湿热下注;外因是局部感受湿热之邪,充于腠理,湿热搏结。总之,湿热积聚肛周,乃其基本病理特征。"止痒方"是安阿玥教授多年临床实践所得,用于临床,确有良效,且未见不良反应。患者多用3、5剂瘙痒症状即可明显缓解,坚持用药2～3周,肛周皮肤损害亦可减轻。不愧为治疗湿疮之良方。

（三）活血止痛方

方药组成：

乳香 8 g	当归尾 40 g	三七粉 9 g
自然铜 12 g	土鳖虫 20 g	延胡索 9 g
冰片 2 g		

使用方法：上方打粉，根据病灶范围取适量药粉与蜂蜜混合成软膏状，敷于患处。

该方有活血祛瘀、清热消肿止痛之功效，可散瘀血、清热毒。方中乳香活血行气、消肿止痛，为君药，《名医别录》谓其可"疗风水毒肿，去恶气"，《本草纲目》谓其"消痈疽诸毒""故为痈疽疮疡、心腹痛要药"；当归尾、三七粉、自然铜、冰片、延胡索亦均能活血止痛，为臣药；土鳖虫性寒，佐制诸药之温，又能破血逐瘀、清热止痛。

该方主要用于肛周化脓性感染疾病的未化脓阶段或未化脓部位，如肛周脓肿初起阶段、肛瘘急性发作未成脓阶段、脓肿术后创面周围红肿部位、化脓性汗腺炎多个病灶间的红肿部位等。以上发病阶段或发病部位的中医学特征为瘀血和热毒蕴结，从西医学角度看则存在细菌感染，且病灶有进一步扩大或成脓的可能。在治疗上，常规西医治疗方案主要为抗感染、止痛等对症治疗；而相对于静脉给药或口服给药，活血止痛方外敷，可更加直接和有针对性地作用于病灶而不造成全身性的影响。

第六章　临证医案精选

一、便秘

案例1

患者王某，女，43岁。

初诊：2022年6月12日。主诉：大便秘结不通3个月余。
现病史：患者3个月前行卵巢手术，术后出现排便困难，大便秘结，排便无力，久蹲后排出少量干便，便后肛门及小腹坠胀、喜温，有排便不净感，伴气短乏力，时自汗出，胁肋部时有胀痛，肛门时有刺痛。舌暗有瘀点，苔薄黄腻，脉弦细。

西医诊断：便秘。

中医诊断：便秘。

辨证：气血亏虚，瘀血阻络。

治法：益气养血，活血通络。

方药：

黄芪30 g	当归12 g	赤芍15 g
川芎12 g	川楝子9 g	桃仁10 g
红花10 g	火麻仁15 g	王不留行9 g
泽兰9 g	桂枝6 g	炙甘草9 g

共 7 剂，每日 1 剂，分两次早晚饭后半小时服用。

二诊：2022 年 6 月 22 日。患者诉自服药第 3 天起，大便明显好转，大便每日 1 行，排便不净感减轻，肛门下坠仍较明显，有烦躁难眠，考虑瘀血去而未尽，前方川芎加至 15 g，另加丹参 15 g，14 剂，煎服方法同前。3 周后电话回访，偶有少量自汗出，以上其他症状均消失，嘱其不需服药，增加山药、莲子、牛肉等饮食调补。

按语：患者行卵巢手术后出现便秘，大便秘结，排便无力，便后肛门及小腹坠胀、喜温，有排便不净感，伴气短乏力，时自汗出，胁肋部时有胀痛，肛门时有刺痛。舌暗有瘀点，苔薄黄腻，脉弦细。患者手术后出现便秘，主要责之于两方面原因：首先，手术必然耗气伤血，导致气血亏虚；其次，金刃之伤，易导致瘀阻脉络。证属气血亏虚、瘀血阻络，治宜益气养血、活血通络。补阳还五汤出自清代著名医家王清任的《医林改错·瘫痿论》，大量补气药与少量活血药相配，气旺则血行，活血而不伤正，共奏补气活血通络之功，令气血畅旺，肠道得气血濡养，传导之功自复。安阿玥教授以此方化裁，方中以黄芪为君药，用量较大，一则补已虚之气血，二则益气行血，三则补中气，令中焦健运、复清升浊降之常态，利于肠道传导之功恢复；当归为臣药，养血和血，兼具通便之功；赤芍、川芎、桃仁、红花为补阳还五汤中活血之品，共助黄芪益气活血通络；王不留行走血分、通血脉，《长沙药解》

载其"疗金疮而止血"，与患者曾行手术相契合，泽兰活血利水通经，善治产后瘀阻腹痛，患者曾行妇科手术，泽兰用于方中活血化瘀更有针对性，两药与补阳还五汤搭配，活血通络功效更佳；川楝子行气疏肝，桂枝温通经络，两药一温一凉，均为佐药，取温通、行气活血之意；患者大便干结，火麻仁甘平，质润多脂，善润肠通便，且在《本草备要》中被认为可破积血，用于此例患者亦属一药两用。地龙味咸性寒，可利水通络，患者有小腹坠胀、喜温等下焦虚寒表现，加之患者瘀血内阻并不严重，故去除地龙。二诊患者便秘明显减轻，但有烦躁，应为瘀血去而未尽，脉络瘀阻郁而发热，故有热而烦躁，川芎加量并辅以丹参行气化瘀，瘀血去而烦热自除。三诊患者诸症尽去，唯余少量自汗，为气虚卫外不固导致，考虑患者脉络已通，瘀血已去，且活血化瘀之品久用易耗气伤血，故停服药物，嘱以食疗健脾益气以收全功。

案例2

患者崔某，男，36岁。

初诊： 2018年6月26日。因"便后肛门出血7天"以肛裂收入院。平时大便干燥，便时肛门疼痛明显。肛肠专科检查：截石位肛缘皮肤颜色正常，12点位可见增生组织及溃疡裂口，该处压痛明显，肛管较紧张，未行肛内指诊及镜检。

6月27日，患者行手术治疗，术中切除12点位增生组织及溃疡面，并延长切口，使引流通畅，手术过程顺利。术后患者住院清洗、换药，术后第 7 天出院，出院 7 天后复查，创面愈合良好。

二诊：2018 年 8 月 23 日。患者因再次出现肛门剧烈疼痛于门诊就诊，查 12 点位愈合良好，无压痛，6 点位可见一较深裂口，且肛管紧张。详细询问病史，患者诉因近期工作劳累、压力大，导致睡眠差，随后再次出现大便干燥，7 天前便时开始每天出现肛门剧烈疼痛。再次以肛裂收入院，安阿玥教授亲自手术，行肛裂切除、括约肌松解术。患者大便干燥难解，舌红苔少，脉细弱，伴气短乏力，咳嗽，眠差，术后口服中药汤剂。

西医诊断：便秘。

中医诊断：便秘。

辨证：肺失宣降，血虚肠燥。

治法：宣肺和血，润肠通便。

方药：

杏仁 12 g	桔梗 10 g	当归 15 g
厚朴 9 g	枳实 9 g	火麻仁 10 g
生地黄 12 g	黄芪 20 g	桃仁 12 g
玉竹 10 g	牛膝 9 g	

共 7 剂，每日 1 剂，分两次早晚饭后半小时服用。

服药第 3 天，患者诉大便干燥已明显缓解，便时无明显疼痛，局部创面恢复良好。

三诊：2018 年 9 月 5 日。查创面趋于愈合，患者舌淡红、苔少，脉细，睡眠质量改善，上方加知母 10 g，继服 7 剂后再次复查，创面愈合良好，便不干，眠可。

按语：大便持续干燥、便秘是引起肛裂和疼痛的常见原因，因此在手术治疗陈旧性肛裂的同时，还应调理便秘，否则不但手术创口不易愈合，治疗期间还易引起其他问题。方中以杏仁、桔梗宣降肺气，以玉竹、火麻仁、生地黄增液生津，濡润肠道；枳实、厚朴行气导滞，有助于通便，同时利于恢复肺气肃降；由于肺朝百脉助心行血，肺失清肃，必然影响到血液的正常运行致脉络失和，方中以桃仁活血化瘀、当归养血活血，一补一活谓之和，且二药兼具润肠通便之效；方中加用黄芪补脾益肺、益气活血，同时避免枳实、厚朴等消导之品破气耗气；牛膝引药下行，甘草调和诸药。综观全方，以通降为主，通降中寓升提，以滋阴养血为主，行气补气为辅，养血中寓活血，相反相成，动静结合，使肺气宣降复常，肠道津血亏虚得以恢复，便秘缓解，创面愈合，失眠等其他症状同时缓解。

案例 3

患者景某，女，75 岁。

初诊：2018 年 8 月 29 日。主诉：精神差，乏力纳差，眠可，小便可，大便次数多，每日 5 次以上，排便困难，大便偏干，肛门有堵胀感。舌脉：舌淡，有齿痕，苔白，脉沉细弱。

专科检查：肛缘皮肤颜色正常，无明显增生；指诊肛门收缩功能正常，肛管未及明显肿物，指套无异常分泌物；镜下见齿线以上无明显隆起，肠腔可见，未见明显肿物。既往身体健康，无高血压、糖尿病、心脏病等慢性疾病。

西医诊断：便秘。

中医诊断：便秘。

辨证：气血亏虚，津亏肠燥。

治法：益气养血，润肠通便。

方药：

党参 12 g	白术 9 g	陈皮 6 g
茯苓 9 g	当归 15 g	白芍 12 g
厚朴 9 g	肉苁蓉 10 g	火麻仁 15 g
苦杏仁 10 g	炙甘草 9 g	

共 7 剂，每日 1 剂，分两次早晚饭后半小时服用。

二诊： 2018 年 9 月 5 日。患者诉纳差改善，排便困难、次数多症状缓解，服药 3 日后每日大便次数最多 3 次，为成形软便，自觉精神可，乏力缓解，稍感口干。上方效果良好，效不更方，安阿玥教授认为可继服原方，但华北地区初秋季节干燥且暑热之邪未退，加之原方中党参、白术、肉苁蓉等药性偏燥，故新方需加少量连翘以缓之。上方加连翘 6 g，继服 7 剂。

三诊： 2018 年 9 月 12 日。患者诉乏力、纳差、排便困难且次数多等症状大为改善，精神佳，眠佳，每日排黄软便

1～2次。安阿玥教授继续予上方口服，巩固疗效，并加五味子12 g，增强滋阴之效。

按语：患者为老年女性，综合舌脉症状，证型当属气血亏虚、津亏肠燥，治当益气养血、润肠通便。方药以四君子汤加味化裁而来，方中党参甘温，补脾胃之气，为君药；白术健脾燥湿，与党参相须为用，益气补脾之力更强，为臣药；茯苓健脾渗湿，合白术互增健脾祛湿之功，为佐药。以四君子汤为基础，意在补脾胃而生气血，健运中焦而复气机升降。加用陈皮、厚朴行气导滞，有利于补气药作用的发挥，同时有助于肠道传导之功的恢复；火麻仁润肠通便，杏仁降肺气而润肠通便，两药合用润肠道且助肺气肃降；当归养血和血，润肠通便，患者已年逾古稀，肾精亏虚在所难免，加用肉苁蓉补肾阳、益精血，质润滋养，润肠通便，且作用从容缓和，尤为适合老年人使用。诸药合用重在健补脾胃之气，兼司运化之职，温而不燥，补中兼渗，为平补脾胃之良方。本方配伍特点重在补益脾胃之虚，兼以苦燥淡渗以祛湿浊，颇合脾欲缓、喜燥恶湿之性。

案例4

患者刘某，女，78岁。

初诊：2018年5月30日。主诉：纳差，乏力，腹部嘈杂不适，大便干燥，需借外力辅助才可排出，畏寒肢冷，现外出仍需加毛衣。就诊前曾行系统性身体检查，均无明显异常，为明确诊治，求诊于安阿玥教授处。舌脉：舌淡，有齿痕，苔白，脉沉细。

西医诊断：便秘。

中医诊断：便秘。

辨证：脾阳虚证。

治法：温中健脾，润肠通便。

方药：

茯苓 9 g	白术 9 g	陈皮 6 g
党参 12 g	地黄 10 g	干姜 9 g
砂仁 10 g	姜半夏 9 g	火麻仁 10 g
石斛 9 g	炙甘草 9 g	厚朴 9 g

共 7 剂，每日 1 剂，水煎服。

二诊：2018 年 6 月 6 日。患者诉大便干燥好转，但仍需使用开塞露，进食量较前增加，乏力、腹部不适及畏寒均较前好转。舌脉：舌尖红，脉细。考虑天气逐渐湿热，安阿玥教授在上方基础上加赤芍 10 g、藿香 6 g，继服 1 周。

三诊：2018 年 6 月 13 日。患者纳差、畏寒及腹部嘈杂不适等症状均已明显缓解，仍稍感乏力，大便可自行排出，不干，偶需使用开塞露协助排便。原方加炙黄芪 30 g，继服 2 个月，药量减半，每 2 日服药 1 剂。2 个月后去藿香，加吴茱萸 6 g、何首乌 9 g，每 2 日 1 剂继服 2 个月，10 月 10 日就诊，患者诉周身不适已尽去，纳眠佳、精神佳，无乏力、畏寒、腹部不适，大便每日1行，为成形黄软便，偶干燥。再服上方1个月，巩固疗效。具体方药如下。

茯苓9g	白术9g	陈皮6g
党参12g	地黄10g	干姜9g
砂仁10g	姜半夏9g	火麻仁10g
石斛9g	炙甘草9g	厚朴9g
吴茱萸6g	赤芍10g	何首乌9g
炙黄芪30g		

共14剂，每2日1剂，水煎服。

按语：《素问·至真要大论》曰："太阴司天，阴痹，大便难，阴气不用。"便秘证之一，伤于阴寒、阳虚不运。本例患者以大便干结为主症，诊为便秘，伴乏力、畏寒、纳差，属脾阳虚证，为阳虚不运之秘，脾虚中阳不运，运化失司，水津不布，津不下行，故大便秘。脾阳虚衰，运化失权，则腹部嘈杂不适；脾阳虚衰，温煦失职，则畏寒怕冷；阳虚气血不荣，失于濡养，则乏力。舌苔、脉皆阳虚失运所致。治宜温运脾阳，拟方理中汤加味。方中以党参、白术、茯苓益气健脾，干姜温运中焦，陈皮、厚朴理气健脾，砂仁化湿开胃，并以火麻仁、石斛、地黄增液润肠，共奏温阳健脾、润肠通便之效。理中汤异名人参汤，《金匮要略》卷上云："胸痹心中痞，留气结在胸，胸满，胁下逆抢心，枳实薤白桂枝汤主之，人参汤亦主之。"人参汤原治胸痹，阳虚气滞证，用以此患，亦行其温中健脾、散寒行气之效。

案例 5

患者于某，女，53 岁。

初诊： 2019 年 4 月 9 日。主因"肛门肿痛 2 天"以混合痔收入院。入院 2 天前因劳累而出现肛门肿痛，较明显，伴便血，色鲜红，无黏液便，大便细，2 日 1 行，有肛门下坠感，有排便不净感，无发热，小便可，无腹痛。截石位：可见 3～5 点肛缘肿胀隆起，其内可及少量颗粒样结节，压痛，肛缘 7、11 点组织隆起，软，无压痛，未行指诊及镜检。入院诊断：混合痔（血栓性外痔、出血性内痔）。

4 月 10 日行混合痔外剥内扎术、血栓剥离术。术后恢复可，饮食可，大便干燥，便时肛门疼痛。舌脉：舌红苔薄白，脉弦细。

西医诊断：便秘，混合痔术后。

中医诊断：便秘。

辨证：肝血不足。

治法：养血柔肝，润肠通便。

方药：

当归 10 g	赤芍 15 g	白芍 15 g
柴胡 9 g	茯苓 10 g	川芎 10 g
厚朴 9 g	苦杏仁 10 g	火麻仁 9 g
玉竹 9 g	知母 10 g	肉苁蓉 10 g

炙甘草9g　　　　熟地黄9g

共7剂，每日1剂，水煎服。

患者服药后大便通畅，未干燥，便时肛门疼痛缓解，创面逐渐缩小，肉芽组织颜色粉红。

二诊： 2019年4月20日。创面明显缩小，无其他不适，上方继服7剂。

三诊： 2019年4月29日。局部创面愈合，诉近几日睡眠差，时有烦热感，前方加酸枣仁60g、牡丹皮9g、生地黄9g，继服14剂，1个月后电话随诊，大便畅，睡眠、饮食佳。

按语： 《圣济总录·大小便门》云"或因病后重亡津液，或因老弱血气不足，是谓虚秘"。便秘证之一，为血虚、阴伤。皆由阴血不足，失于濡养，大肠失润，传导失司而成便秘。本患者混合痔术后，大便干燥，是为便秘，辨证属肝血不足证。《素问·五脏生成》曰："故人卧血归于肝，肝受血而能视，足受血而能步，掌受血而能握，指受血而能摄。"王冰注："肝藏血，心行之，人动则血运于诸经，人静则血归于肝脏，何者？肝主血海故也。"手术为刀刃所伤，失血耗阴，阴血不足，大肠失于滋养，故见大便干燥，血虚失于濡养，不荣则痛，故见肛门疼痛。舌红苔薄白、脉弦细，为肝血不足之证。治以养血柔肝、润肠通便，方以四物汤加味。方中以熟地黄入肝、肾，滋阴补血；当归补血和血；白芍养血敛阴，柔肝缓急止痛；赤芍清热凉血，在此方中用于混合痔术后便鲜血；

川芎活血行气，加柴胡疏肝行气，与白芍相得益彰，共成补血调血之功；茯苓益气健脾，厚朴行气除满；苦杏仁、火麻仁、玉竹、知母滋阴润肠，肉苁蓉补肾润肠。全方共奏养血柔肝、润肠通便之效。二诊加用酸枣仁酸甘化阴，滋阴安神，加牡丹皮清虚热，加生地黄清热生津，加强柔肝、滋阴之功。是故大便畅，烦热除，创面愈。

二、肛瘘

案例1

患者杨某，男，36岁。

初诊： 2023年6月12日。因"反复肛旁肿痛1年"入院，诊断为复杂性肛瘘。患者既往曾行双侧腹股沟汗腺炎、藏毛性窦道、肛瘘等多次肛周手术。肛周皮肤晦暗，多处瘢痕，瘢痕质硬，色暗红。于6月13日行复杂性肛瘘手术治疗。术中、术后观患者创面色暗，既往瘢痕恢复亦不佳，结合术前局部查体，考虑患者属慢性难愈合型创面早期，患者舌质红，苔薄黄，脉弦细。

西医诊断：复杂性肛瘘术后。

中医诊断：肛漏。

辨证：气阴两虚，热毒互结。

治法：益气滋阴，清热和血解毒。

方药：

玄参 12 g	生地 10 g	石斛 9 g
当归 12 g	蒲公英 10 g	苦地丁 10 g
金银花 10 g	连翘 10 g	黄芪 30 g
牛膝 9 g	炙甘草 9 g	薏苡仁 30 g
马齿苋 15 g		

共 7 剂，每日 1 剂，分两次早晚饭后半小时服用。

二诊：2023 年 6 月 21 日。查看创面，色鲜红，创缘可见新鲜肉芽，既往瘢痕较前略软化，手术创面分泌物较多，色黄，前方加夏枯草 15 g、冬瓜子 15 g，清热排脓。患者于 6 月 22 日出院。

三诊：2023 年 6 月 28 日。创面色淡红，肉芽新鲜，创缘新生皮肤色淡红，肛周皮肤颜色减淡，患者诉纳差、身困，结合当前夏至节气，外湿较重，前方加广藿香 9 g。

四诊：2023 年 7 月 7 日。创面愈合良好，肉芽新鲜，色淡红，创缘皮肤已愈合覆盖创面 60%，续以前方口服 1 周。

五诊：2023 年 7 月 21 日。创面已完全愈合，原瘢痕处皮肤颜色恢复，本次手术瘢痕不明显，无压痛。

按语：肛瘘为肛肠科常见疾病，本例患者病程长，且曾于外院数次行手术治疗，均未治愈，求治于安阿玥教授并行手术治疗。安阿玥教授认为该患者病程长，一则导致气阴暗耗，日久气阴亏虚；二则"久病多瘀，久病入络"，加之曾多次手术导致肛门局部气血瘀滞，从其肛周皮肤晦暗、瘢痕明显可知。手术治疗当然是彻底治愈复杂性肛瘘的首要条件，同时结合患者自身特点，辨证应用中药治疗，亦有不可或缺的作用，可达到"清未尽之余毒、补已虚之气阴，散结通络以利气血周流"的效果，以利于患者术后更好的恢复。安阿玥教授养阴清热方主要由五味消毒饮合四妙勇安汤化裁而来。方中重用黄芪补虚益气、托毒生肌、益气行血；玄参、生地黄、石斛滋阴清虚热，且玄参兼有散结之功；蒲公英、苦地丁、连翘、金银花清热解毒，散结消肿；当归性温味辛，养血活血，与黄芪同用气血同补，且当归、黄芪均为温性药物，与滋阴、清热药物同用，可防止寒凉药物导致气血凝滞之弊，有反佐之效；牛膝活血通络、引药下行达病所；甘草调和诸药；随证加用薏苡仁利湿排脓、广藿香醒脾化湿。患者术后不仅创面愈合良好，瘢痕吸收，同时皮肤颜色也恢复正常，达到祛病除疾，恢复肛门外观、功能的理想效果。

案例 2

患者洪某，男，68 岁。

初诊：2018 年 6 月 13 日。因"肺间质纤维化"于 9 个月前在中日友好医院行右肺移植手术，术后住院期间出现肛周肿痛，考虑肛周脓肿，该院肛肠科会诊，未予手术治疗。出院后肿痛加重，于首都医科大学附属北京朝阳医院行切开排脓术，术后仍有肛周及臀部肿痛，且排脓切口愈合缓慢，需家属

1~2 人全天看护。主诉：肛周肿痛不得卧，分泌物多，每日需多次冲洗。饮食、二便尚可，睡眠佳。查体：面部及四肢皮肤干燥、黧黑，气促，舌红，有裂纹，少苔，脉细数，肛周局部可见手术引流切口及多个溃口，脓性分泌物较多，肛周饱满，压之有波动感及明显触痛。

西医诊断：肛瘘。

中医诊断：脓瘘病。

辨证：湿热下注，瘀毒互结。

治法：清热利湿，解毒祛瘀。急则治其标，先予中药外用。

方药：

益母草 120 g	苦参 60 g	马齿苋 30 g
黄柏 60 g	苍术 10 g	五倍子 12 g
川椒 10 g	土茯苓 10 g	生地黄 10 g
乌梅 15 g	野菊花 10 g	厚朴 10 g

共 7 剂，每日 1 剂，浓煎后外敷。

成药：活血止痛散加蜂蜜搅拌成膏状。

两药交替外敷臀部肿痛处，嘱患者不可持续卧床，每日需适量活动。

二诊：2018 年 6 月 20 日。患者诉用药后肿痛处破溃脓出，疼痛减轻。查看红肿范围，较前减少，溃口增多，可见脓性分泌物，手术切口较前缩小。外用药物同前，加内服药物。

治法：养阴清热，和血解毒。

方药：

玄参 15 g	地黄 10 g	知母 10 g
石斛 9 g	当归 15 g	马齿苋 30 g
黄芪 30 g	薏苡仁 30 g	炙甘草 9 g

共 7 剂，每日 1 剂，分两次早晚饭后半小时服用。

三诊：2018 年 6 月 27 日。患者诉肛周肿痛减轻，口服中药汤剂后自觉精神佳，方药同前。

四诊：2018 年 8 月 15 日。于中日友好医院复查治疗，住院 1 月余后出院。住院期间每日中药外敷，活血止痛散加蜂蜜外敷。现无明显疼痛，可坐 1 小时，分泌物减少，创口缩小。继服中药汤剂并外敷活血止痛散。

按语：肛周脓肿主要是由于肛腺感染引起的肛周化脓性疾病，少部分也可由于血行感染引起。该患者为肺移植术后，出现肛周脓肿，曾于外院行切开排脓术，术后肛周肿痛、流脓仍反复发作，经久不愈。从患者病史、症状、舌脉表现综合来看，属本虚标实、虚实夹杂之证。患者肺移植前肺间质纤维化病史，导致后天之气生化乏源，此为其一，肺移植手术在改善肺功能的同时也不可避免地耗伤气血，此为其二，肺移植术后长期使用抗排异药物导致人体免疫功能受到抑制、正气亏虚，人体抵御外邪、驱邪外出功能受损，此为其三，基于以上原因，患者表现为正气虚衰的一面；同时外邪乘虚而入，湿热下注肛周，热盛肉腐而成脓、热邪煎熬津液而成痰成瘀。患者就诊时以肛周肿痛流脓、痛不得卧为主要表现，本着"急标缓本、邪去正自安"的原则，当以清热解毒、利湿排脓为主要治法，同时辅以活血止痛、化瘀消肿。用药先以肛周局部用药为主，使药力直达病所。

方中益母草活血利水消肿、清热解毒，苦参大寒纯阴，清热燥湿、降利下行，两药合用以清热利湿，解毒消肿；黄柏、野菊花、马齿苋、土茯苓加强解毒清热利湿之力；苍术、川椒、厚朴苦燥辛散，芳香温化，三药同用可化湿浊，有助于清热利湿解毒药物药效的发挥；生地黄滋阴清热且可防止苦寒、辛燥药物伤阴；乌梅、五倍子酸涩收敛，防止已虚之气阴进一步耗散。该方虽为外治之方，但其立法组方亦遵循辨证论治原则，正如《理瀹骈文》云"外治之理即内治之理，外治之药即内治之药，所异者法耳"。考虑到该方在化瘀消肿止痛方面力量较弱，且单纯外洗药物作用不够持久，故而加用活血止痛散蜂蜜调敷患处，达到清热利湿、解毒消肿、祛瘀散结的效果，"湿、热、瘀、毒"胶着难解之势得以消除。经治疗后，患者肿痛减轻，脓液流出，症状得以缓解。此时"气阴不足、余毒未尽"成为疾病的主要矛盾，加用养阴清热、和血解毒中药内服，方中玄参、地黄、知母、石斛滋阴清热；马齿苋、薏苡仁清热利湿；黄芪、当归益气补血，托毒生肌；炙甘草助黄芪益气之功且调和诸药。急标缓本、内外同用，达到了较为理想的治疗效果。

三、痔疮

案例 1

患者赵某，女性，38 岁。

初诊：2019 年 8 月 26 日。主因"肛门坠胀感 1 年"入院。患者 1 年前因"混合痔、肛乳头肥大"在外院行混合痔外剥内扎术＋肛门括约肌检查术、肛乳头瘤切除术、穴位注射术等手术治疗，术后创面愈合缓慢，出现肛门坠胀感，伴排便不净感，大便略干，偶有大便带血，自感烦热，易急躁。久坐后肛门坠胀感加重，骶尾部触痛，于先前医院二次入院治疗（具体不详）后，未明显缓解，求诊于安阿玥教授。专科检查：肛缘 5 点位可见既往手术瘢痕，质地较硬，无压痛。沿瘢痕向肛内至齿线处可及凹陷，按压后肛门坠胀感明显加重，镜下见凹陷处创面未完全愈合，范围 0.3 cm×2 cm，表面暗红色。舌暗红苔少，脉沉细数。

西医诊断：混合痔术后。

中医诊断：痔病。

辨证：阴虚内热，瘀血阻络。

治法：滋阴清热，祛瘀通络。

方药：

玄参 12 g　　　　地黄 10 g　　　　石斛 10 g

当归 12 g	川芎 10 g	蒲公英 10 g
苦地丁 10 g	鱼腥草 15 g	连翘 9 g
炙甘草 9 g	皂角刺 9 g	

共 7 剂，每日 1 剂，分两次早晚饭后半小时服用。

2019 年 8 月 27 日起每日换药 2 次，换药时清洗未愈合创面，保持创面清洁、干燥。

2019 年 9 月 4 日安阿玥教授查房，患者肛门坠胀不适较入院时明显改善，饮食、二便可，睡眠可，镜下观察未愈合创面，体积较前缩小，颜色仍较暗。调整口服中药方，前方减蒲公英、苦地丁，增大皂角刺用量以加强活血通络之功。患者出院，继续门诊治疗。

二诊：2019 年 9 月 12 日。患者诉肛门坠胀感不显，无便血，无肛门疼痛，镜下见原创面基本愈合。

按语：患者外院行"混合痔外剥内扎术＋肛门括约肌检查术、肛乳头瘤切除术、穴位注射术"等，术后创面不愈合，肛门坠胀感明显，舌暗红苔少，脉沉细。综合患者病史、症状、舌脉来看，患者证属阴虚内热、瘀血阻络，治疗以滋阴清热、祛瘀通络为主。方中玄参、地黄、石斛性寒味甘，滋阴清热；当归性温，养血活血，寒温并用；蒲公英、苦地丁、鱼腥草、连翘清热解毒，连翘兼具散结之功。苦寒之药不可久用，为防克伐生气，热证缓解后，及时停用蒲公英、苦地丁，鱼腥草、连翘虽亦为寒凉之品，但这性凉味辛，清热而无凝滞气血之弊。川芎一味活血之力不足，故加皂角刺以增强活血化瘀通络之效。诸药合用，使寒温调、瘀阻通，久不愈合之创面复得气血濡养，得以快速愈合，伴随症状悉除。

案例2

患者曲某，女，40岁。

初诊：2020年7月29日。因"间断便血2年"以混合痔收入院。2年前开始因大便干燥而出现大便带血，血色鲜红，量多，有黏液便，伴肛门疼痛，大便日1行，有肛门下坠感，无排便不净感，大便后或劳累后有物自肛门脱出，需手托回纳，小便可，无腹痛，2年来上述症状反复发作。近10天便血量多，术前查血常规，HGB 96 g/L。专科检查：肛缘可见环状结缔组织隆起，质软，无压痛，镜检齿线上3、7、11点位黏膜隆起，表面糜烂，色红。入院诊断：混合痔、出血性内痔、脱垂性内痔、贫血。

2020年7月30日行混合痔外剥内扎术、内痔注射术。术后饮食可，大便稍干、量少，自感乏力，且创面愈合缓慢，舌红苔少，脉细，局部创面色苍白。辨证当属气阴不足、阴亏血少之证，予中药汤剂口服。

西医诊断：混合痔术后，贫血。

中医诊断：痔病。

辨证：气阴不足，阴亏血少。

治法：滋阴益气，养血和血。

方药：

南沙参 12 g	麦冬 10 g	当归 10 g
赤芍 15 g	白芍 15 g	生地黄 10 g
川楝子 9 g	枸杞子 9 g	墨旱莲 10 g
女贞子 10 g	黄芪 30 g	炙甘草 9 g

共 7 剂，每日 1 剂，分两次早晚饭后半小时服用。

服药 1 周后，患者诉乏力、便干好转，查局部创面颜色粉红，可见新生肉芽组织。

二诊：2020 年 8 月 19 日。创面未完全愈合，较前明显缩小，患者诉睡眠差，饮食、二便尚可，便时无肛门疼痛。予前方加五味子 12 g、酸枣仁 30 g，继服 14 剂。

三诊：2020 年 9 月 3 日。手术创面完全愈合，饮食、二便调，无便血。

按语：患者混合痔病程长，间断便血 2 年，术后创面愈合慢，大便稍干、量少，自感乏力，舌红苔少，脉细，局部创面色苍白。辨证属气阴不足、阴亏血少之证，治当滋阴益气、养血和血。组方以一贯煎、二至丸、当归补血汤组合化裁而来。方中重用生地黄滋阴养血、补益肝肾；女贞子甘平，益肝补肾；墨旱莲甘寒，入肾补精，能益下而荣上且可止血，三药同用滋阴养血、补肝肾兼有止血之效；当归、枸杞子养血滋阴柔肝；北沙参、麦冬滋养肺胃，养阴生津；佐以少量川楝子，该药性虽苦寒，但与大量甘寒滋阴养血药相配伍，则无苦燥伤阴之弊。患者便血日久，气随血脱，故而患者在阴亏血少的同时，存在气虚一面。方中加用黄芪，用量30 g，与当归配伍，重用甘温以补气，阳生阴长以生血；同时黄芪补气而走表，与滋阴养血药物同用，可以起到托疮生肌，促进创口愈合的作用。全方滋阴养血为主，益气行气为辅，温凉同用，动静结合，对改善患者术后临床症状、加速创面愈合起到良好作用。

四、肛周疼痛

患者车某，女性，71岁。

初诊：2018年6月20日。主诉：肛门下坠、疼痛6个月余。6个月前因琐事与家人发生矛盾后出现肛门下坠，伴便意感，久蹲用力却无大便排出，活动、家务劳动后更显，夜晚尤甚，次日晨起后好转。6个月来上述症状渐重，且近2个月时有肛门直肠疼痛，痛如针刺，休息后可缓解。发病以来纳眠可，餐后胃脘胀满，大便每日1～3次，为成形黄软便，小便可。无腹胀、腹痛，常感劳累、乏力。曾行骶尾部和盆腔CT、MRI及电子肠镜检查，均未见异常。肛肠专科检查：肛周皮肤颜色正常，未见明显增生；指诊齿线以上直肠末端触痛明显，按压后觉疼痛加重，直肠黏膜光滑，齿线处无凹陷及硬结，指套无染血和分泌物；肛门镜下见直肠黏膜呈暗红色，无糜烂及出血点，未见明显肿物。舌脉：舌胖暗，有齿痕，少苔，脉弦细。

西医诊断：非特异功能性肛门直肠疼痛。

中医诊断：肠郁。

辨证：肝郁脾虚，瘀血阻络。

治法：疏肝健脾，祛瘀通络。

方药：

黄芪 60 g	柴胡 9 g	当归 12 g
白芍 15 g	白术 9 g	川芎 9 g
地龙 3 g	桃仁 6 g	红花 6 g
女贞子 6 g	墨旱莲 6 g	炙甘草 6 g

共 7 剂，每日 1 剂，早晚分服。

二诊：2018 年 6 月 27 日。患者诉肛门疼痛稍减，便意感明显减轻，体倦乏力明显缓解。舌脉：舌质稍暗，有齿痕，苔薄白，脉细。肛门直肠局部检查较前无明显变化。前方地龙均改为 6 g，继服 14 剂，煎服法同前。

三诊：2018 年 7 月 11 日。患者诉肛门直肠疼痛感、便意感消失，乏力倦怠感减轻，家务劳动后偶有肛门不适感，休息后可自行缓解。舌脉：舌质淡红，有齿痕，苔薄白，脉细。前方减地龙，继服 14 剂，每 2 日 1 剂，以缓调收功。

按语：本案病患为老年女性，本气血不旺，加之情志不畅而肝气郁滞，乘克脾土，致脾气更虚，气血化生不足，久之脏腑经络失于濡养，血行不畅，瘀阻脉络而发病，辨证当属肝郁脾虚、瘀血阻络之证。治疗当肝脾同调，疏肝郁、健脾胃、养气血、通经络。方中女贞子、墨旱莲养肝肾之阴，不仅可制肝郁所化之火，还可充肾水，使脏腑得以滋养。二诊时乏力症状明显缓解，但肛门直肠部疼痛及局部体征仍存，参舌脉可知，患者脾气渐盛，瘀血仍存，故地龙倍量。三诊时血瘀证已除，故减去该两味。治疗全程以益气养血、祛瘀通络方为基础，注重顾护五脏，且尤重肝、脾、肾，故临床疗效满意。

五、非特异性功能性肛门直肠疼痛

案例 1

患者孟某，女，57 岁。

初诊：2019 年 11 月 14 日。因"肛门疼痛 3 个月"首次就诊。患者诉肛门持续疼痛，时轻时重，疼痛剧烈时为刺痛，无明显肛门下坠感和便意感，无腹胀、腹痛，饮食、二便可，大便时无肿物脱出，疼痛无明显加重或减轻。自感手足心热，睡眠差，入睡困难，易被外界刺激吵醒，醒后入睡困难。专科检查：肛周皮肤颜色正常，未见明显增生，指诊肛门收缩功能正常，肛周及肛管无明显压痛，未及明显肿物，指套无染血和分泌物，镜下见痔区饱满而颜色暗，无糜烂及出血点，未见明显肿物。舌脉：舌质暗，舌尖红，苔少，脉沉细。

西医诊断：非特异性功能性肛门直肠疼痛。

中医诊断：肠郁。

辨证：阴血亏虚，瘀血阻络。

治法：益气养血。祛瘀通络。

方药：

生黄芪 60 g	当归 12 g	党参 12 g
川芎 9 g	皂角刺 10 g	地龙 6 g
白术 10 g	赤芍 10 g	白芍 10 g
石斛 10 g	玉竹 10 g	炙甘草 9 g

共 14 剂，每日 1 剂，水煎服，早晚分服。

二诊：2019 年 11 月 28 日。患者诉肛门疼痛感已较前明显减轻，睡眠质量改善，仍有手足心热，无其他不适。舌尖红，苔薄白，脉细。在前方基础上加女贞子 9 g、墨旱莲 9 g，继服 14 剂。

三诊：2019 年 12 月 19 日。未诉不适。

按语：本例患者为中年女性，但年近六旬，气血渐衰。阴血不足，不能敛阳，故手足心热、睡眠差；气虚不能行血，血行迟滞停蓄体内，又使肛门直肠经络气血运行不畅，故见肛门疼痛、局部色暗。结合舌脉，当属阴血亏虚、瘀血阻络之证，以益气养血、祛瘀通络为主要治法，以益气养血、祛瘀通络经验方为基础化裁。方中生黄芪为补气之要药，且具补气生血、补气行滞之效；党参、白术助黄芪补气；当归养血活血，与黄芪1∶5共用，加强益气养血之效；川芎活血祛瘀、行气化滞；皂角刺、地龙可通经活络；赤芍清虚热，白芍养血；石斛、玉竹滋阴补肾；炙甘草调和诸药，缓急止痛，兼具补虚之效。诸药配伍，可养气血、滋肾阴、清虚热、化瘀血，故初诊服药后效佳。二诊时患者诉手足心热缓解不显，需加强滋阴之功效，以清虚热，故在前方基础上加二至方，效果显著，三诊时患者未诉不适。

案例2

患者张某，男，36岁。

初诊：2023年4月12日。因"肛门坠胀1月余"就诊。患者于1个月前连续加班后出现肛门坠胀感，休息或活动后均可缓解，工作劳累或熬夜后加重，无肛门疼痛，大便溏，每日排便2~3次，便后症状不缓解，无便血，无黑便、黏液脓血便，无腹胀、腹痛，饮食、小便及睡眠可。平时工作压力较大。专科检查：肛周皮肤颜色正常，未见明显增生，指诊肛门收缩功能正常，未及明显肿物，无明显压痛点，指套无染血和分泌物，镜下肠腔显露，未见明显隆起，直肠黏膜无糜烂及出血点。舌脉：舌质淡红，苔薄白，脉弦。

西医诊断：非特异性功能性肛门直肠疼痛。

中医诊断：肠郁。

辨证：肝气不舒，瘀血阻络。

治法：疏肝行气，祛瘀通络。

方药：

柴胡9 g	当归12 g	白芍15 g
白术10 g	川芎9 g	皂角刺6 g

炙甘草 6 g

共 7 剂，每日 1 剂，水煎服，早晚分服。

二诊：2023 年 4 月 17 日。患者诉服药 4 日后肛门坠胀感较前减轻，尤其胀感缓解明显，大便改善，每日 1~2 次。查舌脉同前，在前方基础上加香附、桃仁、红花各 6 g，继服 7 剂。

三诊：2023 年 4 月 24 日。患者诉肛门坠胀感基本消失，劳累后有轻度发作，大便每日 1 次，为成形软便，前方继服 14 剂，以巩固疗效。

按语：该患者职业为程序员，久坐且工作压力大，忧思伤肝，肝伤则气机郁滞，不能行血，瘀血闭阻于魄门，则肛门坠胀；肝郁克脾，脾失健运，则大便溏稀。结合舌脉，乃肝气不舒、瘀血阻络之证，治疗以疏肝行气、祛瘀通络为主。本方是以柴胡疏肝散化裁而成。方中柴胡疏肝解郁，条达气机，是疏肝行气之要药；当归、白芍养血调肝；川芎行气活血；皂角刺活血通络；白术健脾益气；炙甘草补虚、调和诸药。初诊方中共 7 味药，兼顾行气、健脾、活血等。二诊时考虑症状部分缓解，加入香附、桃仁、红花各 6 g，以加强理气、活血之功效，故三诊时效果显著。

六、前列腺炎

患者刘某，男，76 岁。

初诊：2018 年 6 月 13 日。因"肛门会阴坠痛 1 月余"来诊。患者 1 个月前因家务劳累出现每日午后肛门及会阴坠痛，行走活动后疼痛感加重，休息后可缓解，次日晨起可减轻甚至消失。大便每日 1 次，无便血，纳眠可，有尿频、尿急、尿等待等症，夜间需起夜 2～3 次，无腹胀、腹痛。舌脉：舌质淡暗，苔薄白，脉沉细。既往曾有前列腺肥大、前列腺炎病史。专科检查：肛周皮肤颜色正常，未见明显增生，指诊肛门收缩功能正常，前列腺肥大，未及肿物，指套无染血和分泌物，镜下见痔区饱满，无糜烂及出血点。

根据患者主诉、舌脉及既往病史，安阿玥教授认为应首先考虑诊断为前列腺炎，因肛门神经症一般不累及会阴部。完善超声检查及前列腺特异性抗原检查，同时予中药汤剂口服。

西医诊断：前列腺炎。

中医诊断：精浊。

辨证：肝肾不足，瘀血阻络。

治法：滋补肝肾，行气活血。

方药：

南沙参 12 g	麦冬 10 g	熟地黄 10 g
枸杞子 10 g	川楝子 9 g	赤芍 10 g

白芍 10 g　　　　当归 10 g　　　　皂角刺 10 g

车前子 9 g　　　藿香 (后下) 9 g

共 7 剂，每日 1 剂，水煎服，早晚分服。

二诊：2018 年 6 月 20 日。超声检查示：前列腺肥大、前列腺钙化。前列腺抗原属正常范围。患者诉疼痛感较服药前明显减轻，行走较长时间后仍会加重，尿频、尿急症状缓解，夜间起夜 1 次，精神可，纳眠可。通过初诊处方效果及检查结果，安阿玥教授认为可明确诊断为前列腺炎，前方加川芎 10 g，加强活血、益气之功效，继服 7 剂。

后患者未再就诊，2018 年 6 月 30 日电话随访，患者诉在服用第 2 剂方药第 5 日后，症状已完全缓解，现无不适。

按语：前列腺炎和肛门直肠神经症均可引起肛门部的坠胀、疼痛等症状，但前列腺炎通常还伴有会阴部不适及小便异常，临床辨病时需明晰。本案中患者年老体弱，本就肝肾不足，加之劳累耗伤，致气血阻于经络，气滞而时时欲行致尿频、尿急、尿等待甚至夜尿多；瘀血阻络，不通则痛，故见肛门会阴部坠痛。综合舌脉、主诉等，应诊断为前列腺炎，中医学辨病为精浊，证属肝肾不足、瘀血阻络，为本虚标实之证，以补肝肾、行气血为治法。初诊方中以南沙参、麦冬、熟地黄、枸杞子、白芍等补肝肾之阴；川楝子、赤芍、当归、皂角刺等行气活血，辅以车前子利尿通淋；时值夏至，暑湿之气渐重，故再加藿香以化湿。诸药合用，共奏滋补肝肾、化瘀通络之功。二诊时诸症减轻，在前方基础上加川芎以增祛瘀通络之效，患者服后诸症悉除。

七、腹泻型肠易激综合征

患者吴某，男，39岁。

初诊：2019年6月26日。诉腹痛腹泻1年余、加重1个月。患者1年前因工作压力大，出现腹痛腹泻，伴纳差，无黏液脓血便，腹泻次数多、每日5~6次，泻后痛减，自服蒙脱石散或清淡饮食后好转。其后每遇工作紧张或压力大时均出现腹痛腹泻，持续2~3日后缓解，平素则大便软，每日1行。1个月前大量饮凉啤酒后，再次出现上述症状，大便呈水样，排便次数多，并伴发热。于外院诊断为急性肠炎，予抗感染和对症补液治疗后好转。其后即每日排稀便2~3次，腹胀纳差，进食寒凉或受凉后易出现腹痛，排气多，泻后痛减。纳差，小便可，眠可。舌淡胖苔白，脉细。

西医诊断：腹泻型肠易激综合征。

中医诊断：泄泻。

辨证：肝郁脾虚，中焦虚寒证。

治法：温中散寒，疏肝健脾。

方药：

干姜15 g	党参10 g	白术10 g
吴茱萸6 g	柴胡9 g	当归9 g

白芍12 g　　　　炙甘草9 g　　　　大枣4 枚

共7 剂，每日1 剂，水煎服，早晚分服，嘱患者避免环境和饮食寒凉。

二诊： 2019 年7 月3 日。患者纳差、腹痛腹泻好转，大便仍不成形，每日排便1～2 次，舌脉同前。效不更方，继服前方14 剂。

三诊： 2019 年7 月17 日。患者诉未再腹泻，大便每日1～2 次，但仍有腹胀感，舌淡苔白，脉弦。停服汤剂，改服逍遥丸成药2 周。停药后电话随访，患者诉腹痛、腹泻、腹胀均未复发，每日排便1～2 次，成形，纳眠可，精神佳。

按语： 本案病属泄泻，证属肝郁脾虚、中焦虚寒证。肝属木，脾属土，木强则可以克土，土虚则肝木易乘。《血证论》云："木之性主于疏泄，食气入胃，全赖肝木之气以疏泄之，而水谷乃化，肝之清阳不升，则不能疏泄水谷，渗泄中满之证，在所难免。"脾主运化的功能有赖于肝之疏泄，疏泄有度则水谷精微输布全身，糟粕下传大肠，若情志不舒或精神紧张，致肝气郁滞，肝失疏泄，横乘脾土，脾主运化水湿功能受制，则水湿并走肠道而成泄泻。

患者以"腹痛腹泻1 年余，加重1 个月"为主诉，属于中医学"泄泻"的范畴。最初因情志不遂、工作压力大而忧郁思虑，致肝气不舒、脾气不运，肝脾不调则气机升降失职，而成泄泻；肝郁则气机不利，不通则痛，故见腹痛；脾虚运化失司，而见纳差。1个月前因寒邪中伤脾胃又致脾阳虚衰，运化不利而病情加重且持续不缓解。舌淡胖、苔白、脉细亦为虚寒之象。急则治其标，故治疗组方上先以干姜、党参、白术、炙甘草组成理中丸方为君，温中散寒，并辅以吴茱萸、大枣佐助温养脾胃，同时加柴胡、当归、白芍疏肝气，养肝体，为臣。服药3周后，寒邪已祛，再予逍遥丸疏肝气、健脾气，肝脾调，气机畅，则腹胀自去。

八、功能性消化不良

案例1

患者刘某，女，78岁。

初诊：2018年5月30日。诉"胃脘不适1个月"，胃脘部嘈杂不适，得温后可缓解，伴纳差、乏力，尤其拒食寒凉，大便干燥，需借外力辅助才可排出，小便可，睡眠可，伴畏寒肢冷，外出仍需加毛衣。舌脉：舌淡，有齿痕，苔白，脉沉细。就诊前曾行系统性身体检查，均无明显异常，为明确诊治，求诊于安阿玥教授。

西医诊断：功能性消化不良。

中医诊断：胃痞。

辨证：脾胃虚弱，中焦虚寒。

治法：温中健脾，理气和胃。

方药：

茯苓 9 g	白术 9 g	陈皮 6 g
党参 12 g	木香 5 g	干姜 9 g
砂仁 10 g	姜半夏 9 g	火麻仁 10 g
肉桂 6 g	炙甘草 9 g	厚朴 9 g

共 7 剂，每日 1 剂，水煎服，早晚分服。

二诊： 2018 年 6 月 6 日。患者诉大便干燥好转，但仍需使用开塞露，每日进食量较前增加，乏力、腹部不适及畏寒均较前好转。舌脉：舌尖红，脉细。考虑天气逐渐湿热，在上方基础上加藿香 6 g，继服 1 周。

三诊： 2018 年 6 月 13 日。患者纳差、畏寒及胃脘部嘈杂不适等症状均已明显缓解，仍稍感乏力，大便可自行排出，不干，偶需使用开塞露协助排便。前方继服 2 个月，药量减半，每 2 日服药 1 剂。

四诊： 2018 年 8 月 8 日。患者诉周身不适已尽去，纳眠佳、精神佳，无乏力、畏寒、腹部不适，大便每日 1 行，为成形黄软便，偶干燥。

按语： 该患者为老年女性，根据症状及既往检查结果，考虑诊断为功能性消化不良，属中医学"胃痞"病。患者年老体衰，气血不足，脾阳亏虚，脾胃失于濡养，运化水谷、升清降浊之功能下降，故见胃脘部嘈杂不适且喜温、纳差、大便干燥、排便困难。脾胃运化失司，水谷精微不能濡养脏腑及四肢百骸，故乏力、畏寒肢冷。结合舌脉，主证为脾胃虚弱，兼有脾阳不足、中焦虚寒，治法上需以健脾、温中为主。初诊方是在香砂六君子方基础上加干姜、肉桂以散中焦虚寒，加火麻仁、厚朴以润肠，行气消积。辨证精准，选方及化裁配伍得当，故初诊7剂即见效，效不更方，后仅因暑湿之气渐盛加藿香1味，服后痊愈。

案例2

患者刘某，女，79岁。

初诊： 2019年8月21日。1年前曾因"胃脘部嘈杂不适伴纳差、乏力"求诊于安阿玥教授，予中药口服治疗后症状悉除。本次就诊，是因"打牌时与人发生争执"后再次出现胃脘部嘈杂不适，伴纳差、两胁胀满，大便不畅，小便可，眠可。舌脉：舌淡，有齿痕，苔薄黄，脉弦。

西医诊断：功能性消化不良。

中医诊断：胃痞。

辨证：肝胃不和。

治法：疏肝和胃，消痞除满。

方药：

柴胡9 g	白芍10 g	川芎9 g
半夏9 g	黄芩10 g	砂仁10 g
吴茱萸6 g	党参12 g	白术10 g
炙甘草6 g		

共 14 剂，每日 1 剂，水煎服，早晚分服。

二诊：2019 年 9 月 18 日。患者诉腹部嘈杂、胃脘部胀满不适好转，仍有两胁不适，进食量较前增加，仍觉大便不畅。安阿玥教授在上方基础上加佩兰 6 g、厚朴 6 g，大腹皮 6 g、川楝子 9 g，加强通腑、疏肝之功效，继服 1 周。

三诊：2019 年 9 月 25 日。患者纳差、两胁胀满及腹部嘈杂不适等症状均已明显缓解，大便 1~2 日 1 行，可自解，偶需使用开塞露。效不更方，嘱患者继服前方 2 周，药量减半，即每 2 日服药 1 剂。三诊后 1 个月电话随访，患者无前述不适，嘱其调畅情志，注意起居饮食，避风寒。

按语：患者 1 年前曾因类似症状就诊，两次辨病均属胃痞，但辨证不尽相同。本次发病，有明确诱因"与人发生争执"，故情志不舒为主要病因。情志异常则肝郁不舒，因此见两胁胀满；肝郁犯胃，胃气壅滞，故纳差、胃脘部不适，且大便困难；肝郁化热，故见舌苔黄。针对此证，安阿玥教授组方以疏肝郁、降胃气为主要原则，分别选柴胡、白芍、川芎和半夏、砂仁、吴茱萸，并辅以黄芩清热，以及党参、白术、炙甘草顾护正气。初诊服药 14 剂后患者症状部分缓解，仍有两胁不适及大便不畅，需增强疏肝、通腑之力，故前方加佩兰、厚朴、大腹皮、川楝子 4 味，再服 7 剂后效佳，各症缓解明显。

九、胃食管反流

患者张某，男，56 岁。

初诊： 2019 年 8 月 7 日。因"反酸烧心 1 个月"就诊。患者诉近 1 个月前饮食不节后出现胸口部灼热感，饭后尤其明显，时有恶心，欲吐，夜间常有胃酸反流刺激喉部，造成连续剧烈咳嗽，偶有胃痛，吞咽不适，腹部怕冷，纳差，眠差，平素急躁易怒，时有肋下胀痛，大便少感，2 日 1 行。舌淡红，苔薄黄腻，脉弦。

西医诊断： 胃食管反流。

中医诊断： 食管瘅。

辨证： 肝胃不和，寒热错杂。

治法： 疏肝理气，和胃降逆。

方药：

姜半夏 12 g	黄连 6 g	黄芩 9 g
干姜 6 g	人参 10 g	陈皮 12 g
厚朴 10 g	白术 12 g	茯苓 12 g
川楝子 9 g	炙甘草 12 g	大枣 5 枚

共 7 剂，每日 1 剂，水煎服，早晚分服。

二诊： 2019 年 8 月 14 日。患者诉反酸烧心明显缓解，夜间反酸咳嗽明显减少，眠可，纳食仍较少，家属诉患者脾气较前舒缓。舌脉同前。安阿玥教授考虑值夏季，湿热明显，前方加藿香 9 g、大腹皮 9 g，继服 14 剂。

三诊：2019 年 8 月 28 日。患者诉反酸烧心基本消失，夜间无咳嗽反酸，饮食可，情绪佳，二便调，舌淡红，苔薄白，脉弦。继服前方 7 剂，以巩固疗效。

按语：本患者主诉反酸烧心，夜间反酸致咳嗽，脾气急躁，病位在肝、脾、胃。患者脾气急躁，肝失疏泄，肝气郁滞，横逆犯胃，肝木乘脾土，致脾失健运，胃失和降，胃气上逆从而发病，故见反酸烧心，纳差，脾气急躁，苔黄，脉弦。安阿玥教授四诊合参，辨证为肝胃不和、寒热错杂证。治以疏肝理气、和胃降逆。处方以半夏泻心汤加减，方中姜半夏为君药，可消痞散结、降逆和胃；黄连辛开苦降、泻火解毒；黄芩凉血解毒、清热燥湿；大枣、人参滋补脾胃，健脾益气；陈皮燥湿健脾、行气化湿；厚朴燥湿消痰、下气除满；白术健脾益气，燥湿利水；川楝子疏肝行气；炙甘草调和诸药。二诊时患者症状减轻，考虑节气正值暑湿，加藿香化湿健脾，兼健胃止呕；加大腹皮行气宽中。三诊时患者症状基本消失，节气仍在长夏，故前方继服 1 周以巩固疗效。

十、溃疡性结肠炎

患者赵某，女，37 岁。

初诊：2014 年 8 月 6 日。患者于 2011 年夏季吃烧烤后，出现腹痛、腹泻、便血，伴有发热，大便每日 6、7 次，当地卫生院诊断为急性肠炎，给予左氧氟沙星片、蒙脱石散、藿香正气水治疗，症状未见缓解，遂至当地一家三甲医院消化内科诊治。当时考虑为溃疡性结肠炎，但因为患者病情重，行结肠镜检查存在穿孔风险，故直接按急性溃疡性结肠炎试验性治疗，应用氢化可的松静脉滴注，并配合应用美沙拉嗪口服，美沙拉嗪灌肠液灌肠，补液预防、纠正电解质紊乱，患者病情很快稳定。电子结肠镜检查：结肠镜提示直肠、乙状结肠及部分降结肠可见肠黏膜水肿、充血，黏膜质脆易出血，散见溃疡面，镜下取病理确诊为溃疡性结肠炎，氢化可的松逐步减量，4 周后停用。但因曾长期服用美沙拉嗪，间断美沙拉嗪灌肠液灌肠产生耐药性，患者于当地中医院诊治，先后服用参苓白术丸、理中丸等中成药及健脾除湿、涩肠止泻汤剂治疗，效果不明显。自 2011 年至今患者溃疡性结肠炎急性发作 5 次，每次需应用糖皮质激素治疗，最近一次加用免疫抑制剂硫唑嘌呤控制病情。患者因病情反复发作，且无法承担长期应用美沙拉嗪的费用，遂至中国中医科学院望京医院肛肠科就诊。患者症见：间断腹痛、肛门下坠、大便可见脓血，脓多血少，神疲乏力，畏寒，纳差腹胀，口苦，舌苔白厚腻，舌质暗，脉细涩无力。1 个月前电子结肠镜检查提示：直肠、乙状结肠散见溃疡面，溃疡周围可见假性息肉形成，肠腔较正常狭窄，肠管顺应性稍差。舌淡，有齿痕，苔白，脉沉细。

西医诊断：溃疡性结肠炎。

中医诊断：休息痢。

辨证：脾虚湿困，寒热错杂。

治法：温中健脾，清热利湿。

方药：

制半夏 15 g 　　黄芩 9 g 　　黄连 5 g

干姜 9 g 　　肉桂 6 g 　　人参 10 g

炙甘草 9 g 　　当归 15 g 　　大枣 3 枚

乌梅 30 g 　　三七 9 g

共 7 剂，每日 1 剂，水煎服，早晚餐后半小时温服。

忌食生冷刺激食物，康复新液保留灌肠，每次 50 ml，早晚各 1 次。

二诊：2014 年 8 月 13 日。患者腹胀较为明显，加用枳壳 6 g、槟榔 9 g、鸡内金 10 g、黄芪 30 g、鸡血藤 15 g。7 剂，水煎服，早晚餐后半小时温服。停用美沙拉嗪灌肠液及美沙拉嗪胶囊。

三诊：2014 年 8 月 20 日。患者精神较前好转，畏寒消失，纳差、腹胀好转，口苦减轻，苔腻、舌质暗未见明显变化，原方加用苍术 15 g，薏苡仁 30 g，并继用康复新液灌肠。14 剂，水煎服，早晚餐后半小时温服。

四诊：2014 年 9 月 3 日。患者诉精神较前明显好转，饮食正常，腹痛、腹胀未见，大便每日 1 次，已无脓血。舌苔厚腻、舌质暗明显好转。嘱患者按末次诊治处方至北京同仁堂配制水丸服用，康复新液灌肠改为每日1次。

2个月后电话随访，患者诉未再出现腹痛、腹胀及脓血便症状，纳眠均可，嘱患者药物可改为每月服药2周，停用康复新液灌肠。2015年5月电话随访，未见复发。

按语： 李中梓《医宗必读·痢疾》指出："至治法，须求何邪所伤，何脏受病。如因于湿热者，去其湿热；因于积滞者，去其积滞。因于气者调之；因于血者和之。新感而实者，可以通因通用；久病而虚者，可以塞因塞用。"《明医指掌·痢疾》中指出："善治者，审其冷、热、虚、实、气、血之证，而行汗、吐、下、清、温、补、兜、涩之法可也。"本案患者间断腹痛、脓血便，结合肠镜结果，溃疡性结肠炎诊断明确，中医学属"休息痢"，亦属"肠澼""滞下"。辨证属脾虚湿困、寒热错杂。病变反复迁延3年，湿热留恋不解，故腹痛、腹泻反复发作；湿热留恋，结于肠道，阻碍气机，腐败气血，脓血杂下，痢乃作也；下痢久作，加之食冷，寒气直中，耗伤脾阳，则神疲乏力、畏寒、纳差；阳虚气滞，气机不利，则腹胀、口苦。患者病情迁延反复，久病多虚，久病多瘀，故为脾虚湿困、寒热错杂之证，以乌梅丸合半夏泻心汤化裁。关于乌梅丸与泻心汤在寒热并调之用上的区别，吴鞠通曰"按泻心寒热并用，而乌梅丸则又寒热刚柔并用矣。盖泻心治胸膈间病，犹非纯在厥阴也，不过肝脉络胸耳。若乌梅丸则治厥阴，防少阳，护阳明之全剂。"该患者病及厥阴、阳明，故以合用。

安阿玥教授一般将溃疡性结肠炎分为两个基本证型，即"湿热交阻、气血壅滞"和"脾虚湿困、寒热错杂"，前者多见于溃疡性结肠炎初期或急性期，后者常见于迁延日久的慢性溃疡性结肠炎。遣方用药寒温并用、气血同治、攻补兼施、相反相成，内外同治，同时强调中西医应优势互补。

十一、家族性腺瘤性息肉病

患者郝某，女，57 岁。

初诊：2022 年 1 月 26 日。就诊于中国中医科学院望京医院肛肠科。主诉家族性腺瘤性息肉病病史 40 年，大便不成形 3 个月。近 3 个月来，患者大便不成形，每日 5~6 次，黏液便，偶有脓血便，腹胀，乏力，盗汗，食欲可，小便可。患者 40 年前于北京大学人民医院诊断为家族性腺瘤性息肉病，曾多次行结肠息肉切除术。家族史：患者母亲、哥哥、侄子及儿子诊断为家族性腺瘤性息肉病，未行基因检查。2021 年 7 月肠镜示：结肠多发息肉，数量大于 100 枚。病理示：符合增生性息肉及早期管状绒毛状腺瘤。舌质暗红，有裂纹，苔薄黄腻，脉细滑。

西医诊断：家族性腺瘤性息肉病。

中医诊断：肠瘤。

辨证：脾虚湿阻，阴虚内热。

治法：健脾祛湿，养阴和血解毒。

方药：

炒白术9 g	茯苓12 g	白芍12 g
人参15 g	陈皮6 g	炒薏苡仁30 g
砂仁6 g	玄参12 g	生地黄10 g
当归12 g	蒲公英10 g	夏枯草12 g
连翘10 g	金银花10 g	败酱草12 g
生黄芪15 g	炙甘草9 g	

共14剂，每日1剂，浓煎，早晚分服。

二诊：2022年2月9日。患者大便成形，每日2~3次，无黏液便，无脓血便，时有腹胀，仍乏力，盗汗，舌质暗红，苔薄白，脉细涩。调整处方，上方加川芎15 g、皂角刺10 g。14剂，研末冲服。

三诊：2022年3月23日。患者大便成形，无黏液脓血便，腹胀缓解，乏力改善，仍盗汗，舌质暗红，苔薄白，脉沉细。调整处方，原方基础上加葛根9 g、浮小麦60 g。14剂。

四诊：2022年4月6日。患者大便成形，无黏液脓血便，无腹胀、乏力，盗汗明显缓解。自诉4月3日排便时可见肉坨样物质排出，约3枚，仔细清洗并观察后发现为息肉样物，舌质暗红，苔薄白，脉沉细。继予原方口服。

继服中药3个月，电话复诊，患者大便正常，间断有息肉样物质排出。复查肠镜：结肠多发息肉，息肉数量大于30枚。

病理结果：符合增生性息肉。

按语：安阿玥教授在治疗家族性腺瘤性息肉病时重在"固本消积"。固本扶正，既扶先天禀赋所不足，又扶后天五脏之虚损；消积祛邪，既祛体内有形之邪气，又祛体内无形之邪气。安阿玥教授认为本病的病因是先天禀赋不足，气血亏虚而易感受外邪，久之则气滞、痰浊、瘀血共同为病，病邪入里蒸腾化热，热毒壅滞气血于肠间。因此临证宜攻补兼施。该患者病程较长，久病伤脾，"脾为生气之源"，脾虚则气虚，脾虚则湿盛，故而患者既有乏力之脾虚表现，又有脾虚湿盛之腹泻、黏液便征象。湿浊内生，津液运化失调，既能加重湿浊内阻，又致体内阴液亏虚，故见盗汗。久病多瘀，瘀血与湿浊郁而化热，热结内阻。舌质暗红、有裂纹、苔薄黄腻、脉细滑，均为脾虚湿盛、阴虚内热之症。

方中以人参、生黄芪为君药，人参大补元气、健脾养胃，生黄芪补益脾气，两药共同益气固本扶正；以白术、茯苓为臣药，白术健脾燥湿，茯苓渗湿健脾，辅助君药健脾和胃，顾护正气；以当归补血活血、调畅气血，陈皮理气健脾，薏苡仁健脾渗湿，砂仁化湿开胃，白芍柔肝敛阴，玄参养阴清热散结，生地黄清热养阴，蒲公英、夏枯草、连翘、金银花、败酱草清热解毒，散结消肿，针对阴虚内热之症，祛郁滞之热结，共为佐药；炙甘草甘温调中，为使药。全方共奏健脾祛湿、清热养阴之功。二诊时患者乏力，盗汗，舌质暗红，苔薄白，脉细涩，继续以益气健脾扶正为大法，加用川芎、皂角刺托毒消肿，增强祛邪之力。三诊时患者乏力缓解，大便正常，盗汗明显，继续以健脾祛湿、清热养阴为治则，以"固本消积"为基础，加用葛根升举阳气，浮小麦益气固表止汗。四诊时患者诸症安，间断排出息肉样物质，复查肠镜息肉数量明显减少。

安阿玥教授常将养阴清热、和血解毒之法用于肛瘘、肛周脓肿术后创口愈合缓慢的病例。安阿玥教授临证重视舌脉，该患者大便次数多，在西医学中称为肠易激综合征，在中医学中可归属于泄泻范畴，其舌红少苔或苔黄、脉细与养阴清热、和血解毒之法则相适，故效佳。这也体现了中医学中"异病同治"的思想。